救急現場活動シリーズ ②

感染防止対策と個人防護

著者 安田 康晴
広島国際大学保健医療学部教授

へるす出版

序　文

　医療現場の中で救急現場は、感染防止対策が実施しにくい環境であり、本来ならば救急隊員の職業感染に対する意識は病院内の医療スタッフと同等、もしくはそれ以上でなければならないはずです。

　救急現場活動では、外傷症例をはじめ、傷病者の観察・処置を行う時など、傷病者の血液や体液に触れることが多く、また傷病者の大部分は感染症の有無が不明なため、感染防止対策はきわめて重要です。

　しかし、現状の救急隊員の感染防止対策を見ると、適切な対応を行っているとは言い難い状況にあります。特に出場から帰署まで、傷病者の状況や活動環境を鑑みず、常にすべての感染防止用個人防護具を着用していることもそのひとつです。また、マスクから鼻を出していたり、汚染されたままの感染防止衣を着用しているなど、感染防止対策が適切に行われていない光景も目にします。

　この背景には、感染防止に関する知識不足が考えられます。救急救命士を含め、救急隊員は病院前医療のプロフェッショナルです。傷病者から感染を受けない、また感染を拡大させないという認識はプロフェッショナルとして必要不可欠です。

　本書は2007年に改定された「医療現場における隔離予防策ガイドライン」を踏まえ、救急現場活動に実践できる内容とし、それに必要な必用な個人防護具（PPE：personal protective equipment）の装着方法もわかりやすく解説しました。また、近年CBRNE災害（化学：Chemical、生物：Biological、放射性物質：Radiological、核：Nuclear、爆発物質：Explosive）についての問題意識も高まっていることからこれらの対応について、さらに平時の救急現場活動で必用な個人防護具についても記載しました。

　本書により、救急現場活動での救急隊員の感染防止や負傷等の二次災害防止の一助となれば幸いです。

　最後に本書の写真撮影にご協力いただいた出雲市消防本部の皆様に深く感謝いたします。

平成26年8月
広島国際大学保健医療学部
医療技術学科救急救命学専攻
教授　安田　康晴

目 次

はじめに ———————————————————————————— 1

Ⅰ 感染防止対策の歴史 ———————————————————————— 3

Ⅱ 救急現場活動での感染防止対策 ——————————————————— 6
    A 標準予防策とは　*6*
    B 感染経路予防策とは　*6*
    C 感染経路　*6*
    D 感染の成立　*7*

Ⅲ 標準予防策 ———————————————————————————— 8
    A 手洗い　*8*
      1. 手洗いの種類　*8*
        （1）日常手洗い　*9*　（2）衛生的手洗い　*11*
    B 感染防止用個人防護具　*13*
      1. 手 袋　*14*
      2. マスク　*16*
      3. 感染防止衣　*20*
      4. ゴーグル　*21*
      5. シューズカバー　*21*
      6. 感染防止資器材の携行　*22*
    C 洗浄と消毒　*23*
      1. 消毒と滅菌の定義　*23*
      2. 滅菌、消毒、洗浄と対象資器材　*23*
      3. 救急資器材の洗浄　*24*
      4. 救急資器材の消毒　*25*
      5. 消毒区分と消毒液の適応　*25*
      6. 消毒液の特性と注意点　*26*
      7. 救急資器材等に使用する消毒液　*26*
      8. 消毒液の希釈法　*29*
      9. 救急車内の清掃と消毒　*30*
      10. 滅 菌　*33*

  D 感染性リネン類の取り扱い *34*

  E 感染性廃棄物の取り扱い *36*

Ⅳ 感染事故の対応 — *37*

  A 感染事故とは *37*

  B 針刺し事故 *37*

   1. 針刺し事故防止対策 *37*

   2. 針刺し事故発生後の処置 *38*

  C その他の感染事故後の処置 *38*

  D 感染事故対応の流れ *39*

Ⅴ 特殊感染症の対応 — *41*

  A 感染症の予防及び感染症の患者に対する医療に関する法律に指定された感染症の対応 *41*

   1. 救急搬送 *41*

   2. 感染症の分類 *41*

   3. 消毒方法 *42*

  B 結核の対応 *44*

   1. 結核傷病者の搬送 *44*

   2. 結核傷病者の搬送後の対応 *44*

  C 新型インフルエンザへの対応 *45*

   1. 感染防護具の着用 *45*

   2. 消毒方法 *45*

   3. 救急搬送 *45*

   4. 資器材と取り扱いと救急車内の対応 *45*

   5. 119番受信時の対応 *46*

Ⅵ CBRNE災害の個人防護具 — *47*

  A CBRNE災害とは *47*

  B ゾーニングと各ゾーニングでの活動 *47*

   1. ホットゾーンとホットゾーンでの活動 *47*

   2. ウォームゾーンでの活動 *48*

3. コールドゾーンでの活動　*49*
　C　CBRNE災害の個人防護具　*50*
　　　1. レベルA　*50*
　　　2. レベルB　*51*
　　　3. レベルC　*52*
　　　4. レベルD　*52*

Ⅶ　その他の個人防護具　*53*
　　1. ヘルメット　*53*
　　2. ゴーグル　*54*
　　3. 反射ベスト　*54*
　　4. 防刃ベスト　*55*
　　5. 皮手袋・ケブラー手袋　*55*
　　6. 安全靴　*56*

おわりに　*57*

はじめに

　救急現場活動では、外傷症例をはじめ傷病者の観察・処置を行うときなど、傷病者の血液や体液に触れることが多く、また傷病者の大部分は感染症の有無が不明なため、感染防止対策は重要である。

　救急現場における感染防止対策の現状のアンケート結果から、「救急現場で傷病者の感染症についてわからないので不安である」という意見がもっとも多く[1]、また、救急現場活動は病院の活動環境と異なるため、十分な感染防止対策を行うことが困難である。

　救急現場活動では、1980年代に医療従事者のＢ型肝炎ウイルス感染による劇症肝炎の死亡が多発したことから、消防庁通知により、救急現場活動において感染防止対策を徹底するように、また救急隊員に対するＢ型肝炎ワクチンの接種や救急用資器材・救急自動車の消毒方法、感染防止に必要な教育に努めることが示された[2]。

　その後、医療現場では米国で行われていた標準予防策に基づいた感染防止対策が導入され、院内感染防止対策が組織的に行われるようになった。しかし、救急現場活動での感染防止対策の知識は十分でなく、感染防止マニュアルの作成もほとんど行われていなかった[1]。

　標準予防策は院内感染を防ぐことを目的として作成されているが、その多くが救急現場活動に適合できることから、欧米諸国の救急現場活動において標準予防策に基づいた感染防止対策が実践されている。

　2007年には医療現場における隔離予防策とした感染防止対策が改定された。また、近年CBRNE災害（化学：Chemical、生物：Biological、放射性物質：Radiological、核：Nuclear、爆発物質：Explosive）についての問題意識も高まり、さらに救急現場活動では二次災害のから身を守るためさまざまな個人防護具（PPE：personal protective equipment）が存在することから、その適応や使用方法について理解する必要がある。

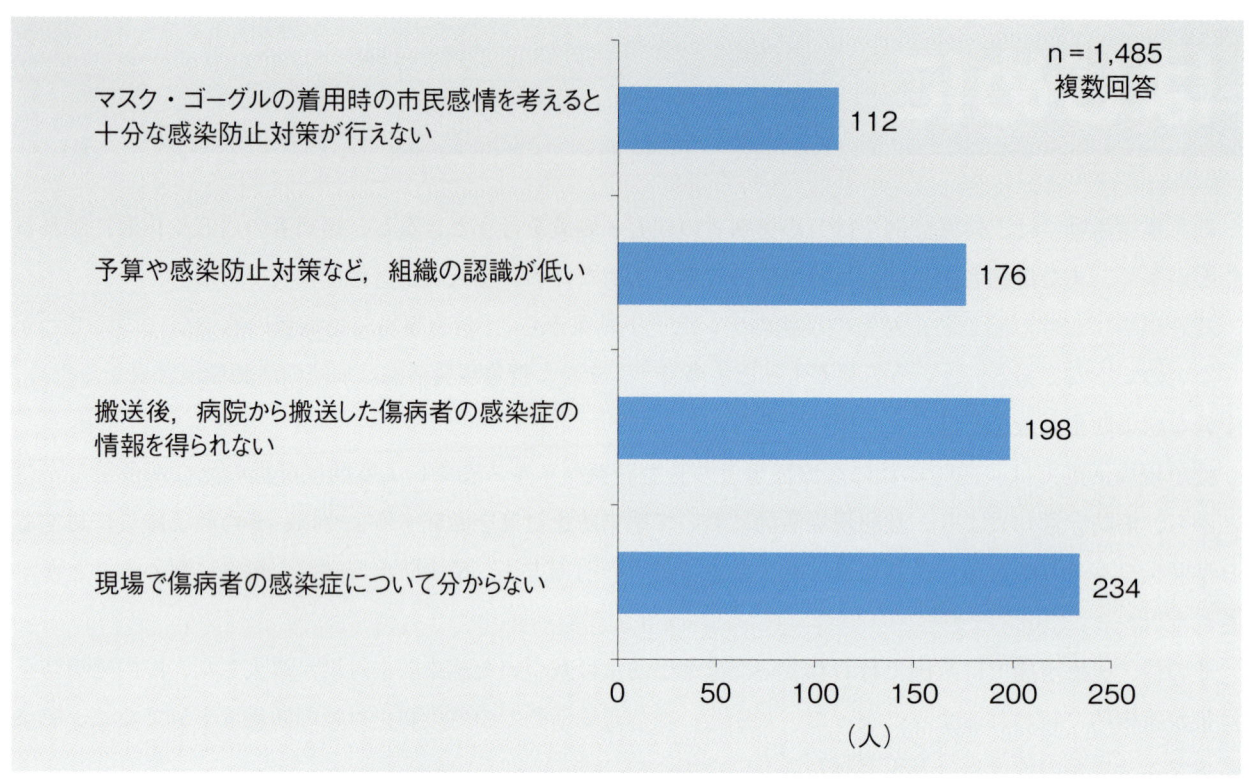

救急現場における感染防止対策の悩み・不安

(出典:安田康晴,他:救急現場における感染防止対策の現状と課題.日臨救急医会誌4:380-387,2001)

文献
1) 安田康晴,石原諭,石原晋,松原康博:救急現場における感染防止対策の現状と課題.日臨救急医会誌 4:380-387,2001.
2) 消防庁救急救助課長通知.各都道府県消防主管部長あて 救急業務等の実施にあたってのB型肝炎感染防止対策の徹底について.昭和62年9月4日 消防救第110号.

I　感染防止対策の歴史

　感染対策の先進国アメリカでは、1946年に設立された、米国厚生省の一部門である疾病管理予防センター（CDC：the Center for Disease Control and Prevention）が感染防止対策のガイドラインを示してきた。特にアメリカではヒト免疫不全ウイルス（HIV）の流行に伴い、医療従事者の罹患が増加し、その発病によって多くの医師・看護師・救急隊員が離職を余儀なくされた。そこで1985年に血液病原体の伝播を減らすために急きょ、「普遍的予防策」（ユニバーサルプリコーション：Universal Precautions）が示された。普遍的予防策はHIVや肝炎から医療従事者を守る上で大きな効果を残し医療従事者の罹患率は激減した。しかし、その一方であらゆる手段を講じたため、感染防止に対するコストが高騰し医療経済を圧迫した。また、感染防止対策について血液・体液（精液、膣分泌液、羊水、髄液、胸水、腹水、心嚢液、関節液）については示されたが、湿性体液物質（便、尿、痰など）については言及されていなかった。さらに、「隔離予防策のガイドライン1983」との関係があいまいであるなどの問題があった。

　このような背景からCDCは感染防止対策を見直し、1996年に「標準予防策」（スタンダードプレコーション：Standard Precautions）と「感染経路別予防策」（トランスミッションベースドプレコーション：Transmission Based Precautions）からなる「病院における隔離予防策のガイドライン」を示した。

　その後、2001年に同時多発テロ事件に引き続き発生した炭疽菌テロ事件により様々な病原体への対応が必要となった。さらに、2004年に重症急性呼吸器症候群（SARS：Severe Acute Respiratory Syndrome）の流行により「咳エチケット」が示され、2006年にはメチシリン耐性黄色ブドウ球菌（MRSA）の治療に用いられる抗生物質バンコマイシンに対する耐性菌であるバンコマイシン耐性黄色ブドウ球菌感染症（VRSA）やバンコマイシン耐性腸球菌（VRE）などが院内伝播したことからの多剤耐性菌対策ガイドラインが示された。2007年、「病院における隔離予防策のガイドライン」にこれらの対策を加え、病院内にとどまらず、クリニックや在宅医療も含めた医療関連感染予防策として、「医療現場における隔離予防策のガイドライン」として改訂された。

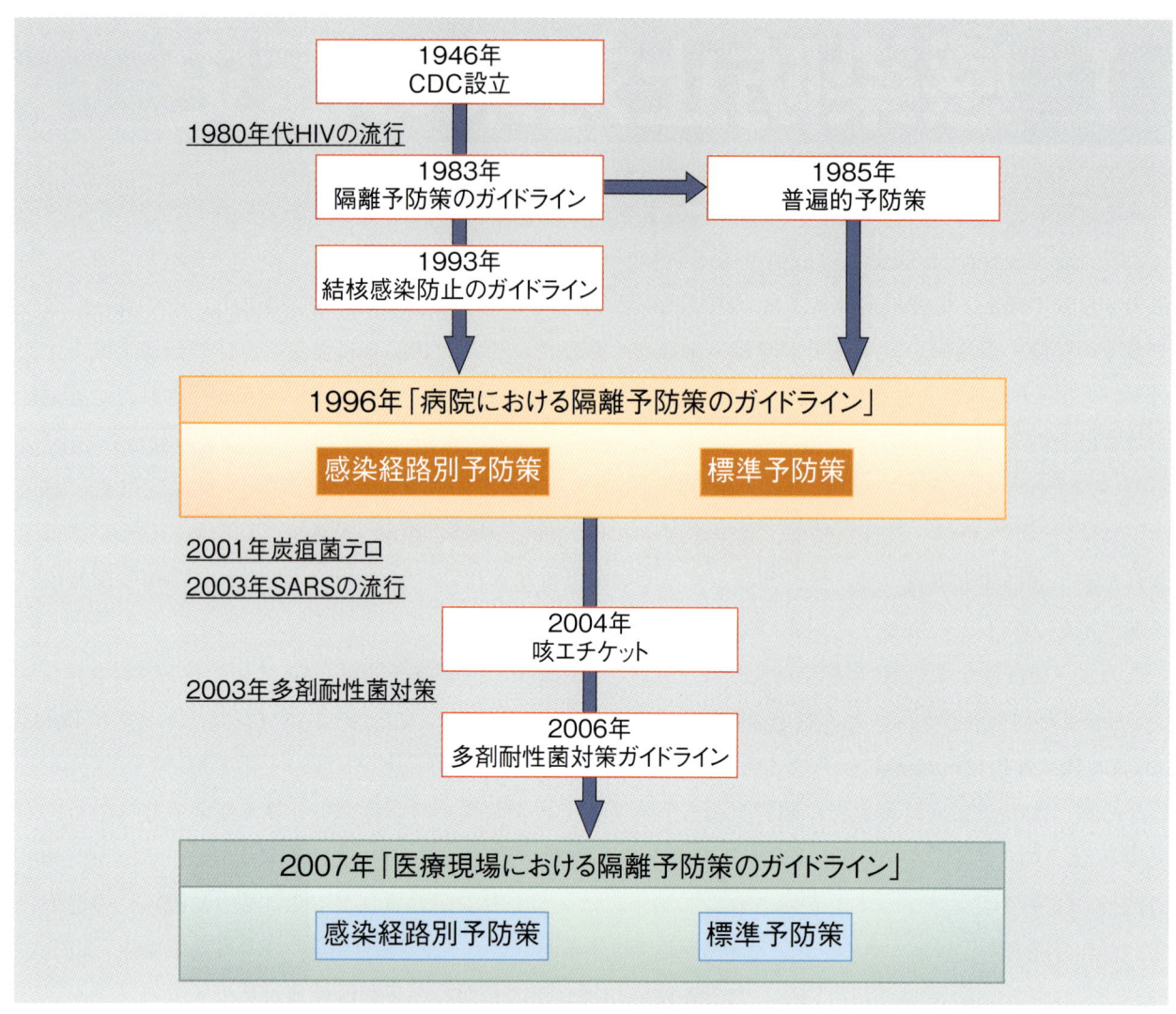

米国における感染対策の歴史

　わが国では制定から100年あまり経過した伝染病予防法に代わり、平成11年4月に「感染症の予防及び感染症の患者に対する医療の法律」が施行された。この法律の制定に伴い、搬送にあたっての実務の参考とするよう厚生省（現厚生労働省）から「感染症の患者の搬送に関する手引き」が隔離予防策のガイドラインに基づき作成された（平成16年に「感染症の患者の移送の手引き」に改正）。その後この手引きを基に、医療機関では院内感染対策委員会や感染対策部門等が設置され、院内感染防止対策のマニュアル作成や教育・研修が行われるなど感染防止対策が組織的に行われている。

　救急現場活動においても、消防本部やメディカルコントロール協議会により、感染防止対策のマニュアル作成や教育・研修が行われるなど感染防止に対する取り組みが行われつつある。

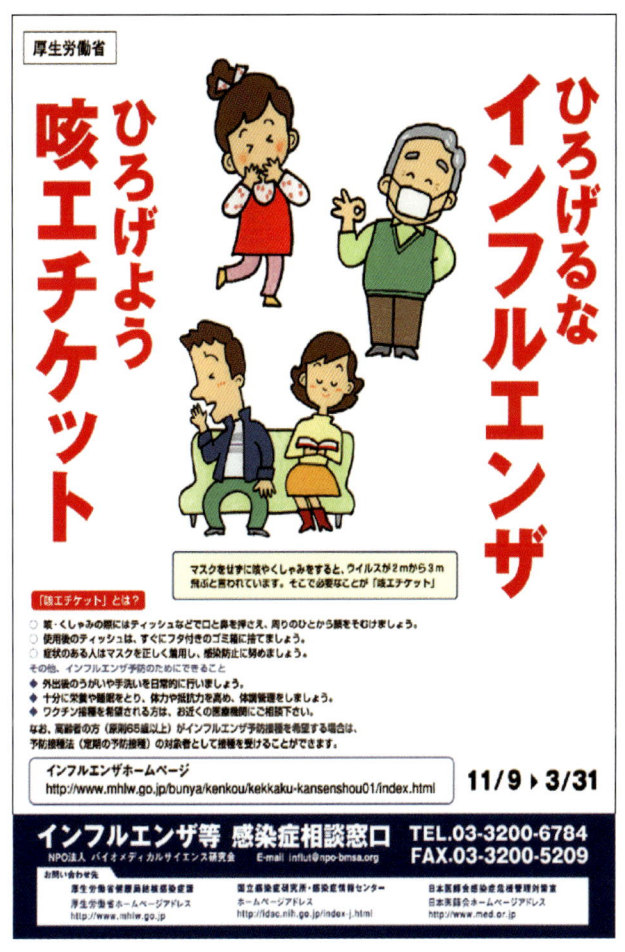

咳エチケットポスター（厚生労働省）

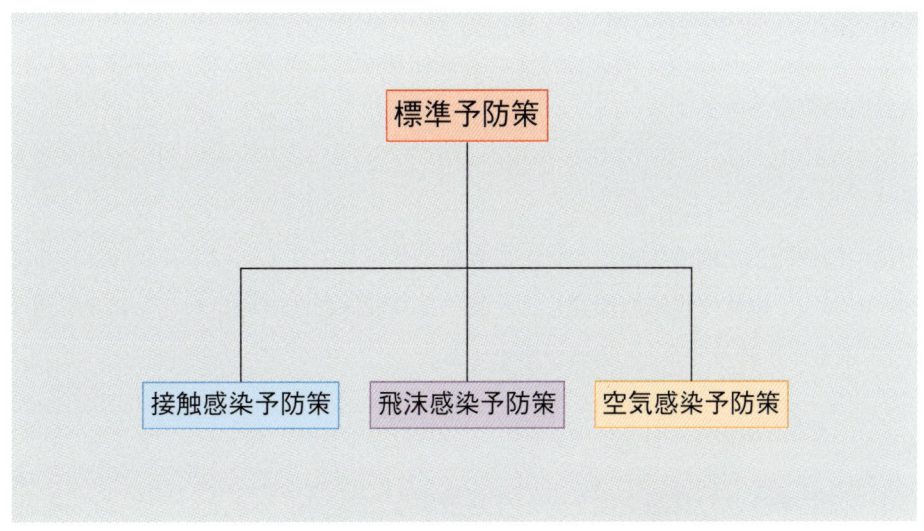

CDC隔離予防策ガイドラインの基本構造

Ⅱ 救急現場活動での感染防止対策

A 標準予防策とは

　標準予防策は、①疫学的に根拠があること、②感染症にかかわらず、汗を除く唾液・鼻汁・喀痰・尿・便・腹水・胸水などすべての湿性体液には感染性があるものとして取り扱うこと、③空気・飛沫・接触伝播による感染防止対策を含んでいること、④単純で実施しやすいこと、⑤経済的であることに重点をおいている。

B 感染経路予防策とは

　感染経路予防策は傷病者の感染症が判明している場合に、「接触感染予防策」、「飛沫感染予防策」、「空気感染予防策」からなり、「標準予防策」と併せ実施する感染予防策である。

C 感染経路

1．接触感染
　感染源に接触することによって感染すること。皮膚や粘膜などが直接接触し感染する場合と、病原体が付着した手袋や資器材を介して間接的に感染する場合がある。

2．飛沫感染
　咳やくしゃみなどによって飛び散る飛沫に含まれる病原体が、口や鼻などの粘膜に触れて感染すること。通常は1～2m以内の距離で感染する。

3．空気感染
　飛沫として空気中に飛散した病原体が、空気中で水分が蒸発して5μm（マイクロメートル）以下の軽い微粒子（飛沫核）となって単体で長時間浮遊し、呼吸により飛沫核を吸い込むことにより感染すること。
　麻疹（はしか）・水痘（水ぼうそう）・結核が感染する。

4．経口感染
　病原微生物によって汚染された食品や水を介して感染すること。

5．昆虫媒介感染
　ダニやハエや蚊などの昆虫が病原体を媒介して感染すること。

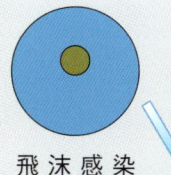 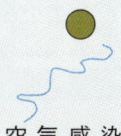

飛沫感染と空気感染の違い

Point !
※飛沫感染は1～2mの距離で感染するが、空気感染は細菌が空気中を浮遊し感染する。

D 感染の成立

　感染成立の3要素は、①病原体、②宿主の免疫状態、③感染経路である。

　感染を防ぐためには、①感染源の病原体を無菌化すること、②宿主の抵抗力を高めること、③感染経路を遮断すること、が必要となる。しかし、①の感染症を持っている傷病者の病原体をその場でなくすことは不可能であり、②の救急隊員の免疫力を高める努力は必要であるが、あらゆる抗原に対する免疫力を高めることは困難である。よって、③の感染経路を遮断することが感染防止対策でもっとも効果的な手段である。

Point !
※感染防止の効果的な手段は感染経路を遮断すること。

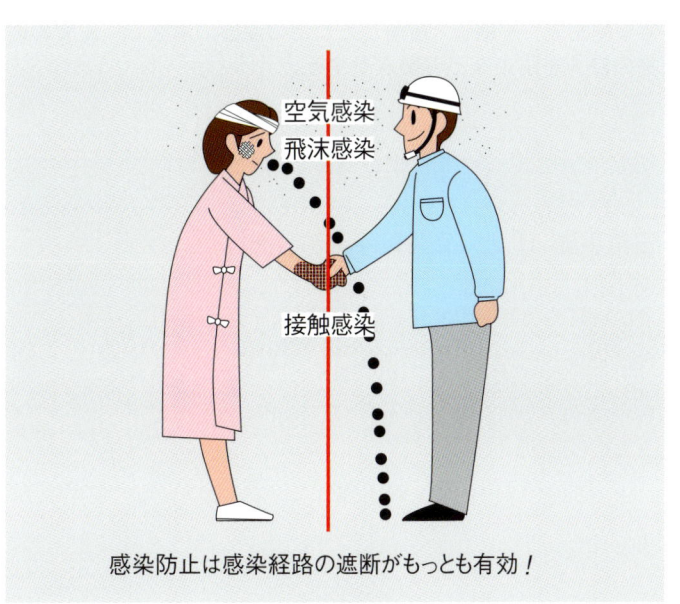

感染経路

Ⅲ 標準予防策

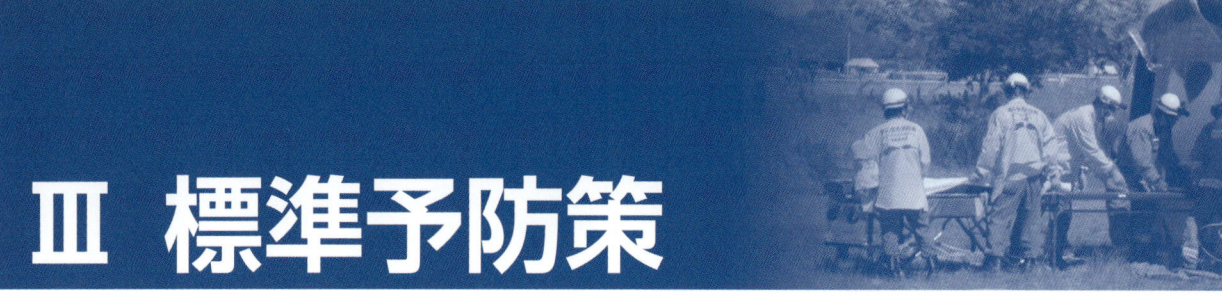

A 手洗い

　手洗いは感染予防策でもっとも基本となる手技である。感染源となりうるもの（血液・体液などの湿性物）に触れた後や手袋を外した後、次の傷病者に接するときに通常市販の石鹸液を使って流水で洗い乾燥させる。

1．手洗いの種類
　手洗い方法には目的に応じて「日常手洗い」、「衛生的手洗い」、「手術時手洗い」の3つに分類される。

手洗いの種類

手洗いの種類	定　　義	目　　的	方　　法
日常手洗い	食前、トイレの後など日常生活で行う手洗い	手の汚れや有機物と一部の通過菌*を除去する	石鹸と流水
衛生的手洗い	主に医療従事者が医療行為や介護の前後などに行う手洗い	手の汚れとすべての通過菌*を除去する	石鹸と流水 速乾性アルコール製剤 抗菌石鹸と流水
手術時手洗い	手術スタッフが手術前に消毒薬を使用して行う手洗い	全ての通過菌*の除去 常在菌**を減らす 手術中の菌の増殖を抑制する	抗菌石鹸または石鹸と流水、その後持続活性のある速乾性アルコール製剤

※手に存在する細菌
　*通過菌：通常生体に短時間存在する細菌で、日常的にさまざまな環境や器具などに手が触れることにより、その環境にいる細菌が手に一過性に付着する。
**常在菌：人間にとって必要な細菌で、皮脂腺、皮膚ひだなどの深部に常在し、皮膚の乾燥の防止、ｐＨの弱酸性化、外界からの微生物の侵入を阻止などの働きをする。

> *Point!*
> ※救急現場活動では、「日常手洗い」と「衛生的手洗い」を行う。

（1）日常手洗い

日常手洗いは、①出勤時、②食事の前後、③トイレの後、④作業などで手が汚れたとき、⑤手袋を外した後、⑥傷病者を搬送した後（病院や救急車内で）、⑦帰署後（資器材整備後）に行う。

【手洗いの手順】

1. 指輪や時計を外す。
2. 流水で手指の表面を洗い流す。
3. 液体石鹸（市販のものでよい）をつける。
4. 15秒以上かけて「手掌」「手背」「指の間」「爪・指先」「第1指」「手首」を洗う。
5. 流水で石鹸を洗い流す。
6. ペーパータオルや手指乾燥器で乾燥させる。共有のタオルは使用しない。
7. 水道の蛇口は手を拭いたペーパータオルで閉める。

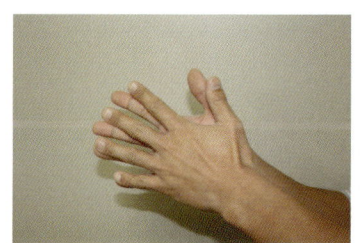
1．手掌を洗う

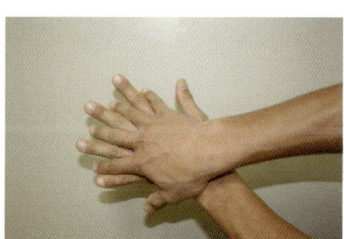
2．手背を洗う

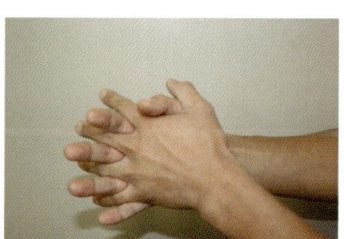
3．指の間を洗う

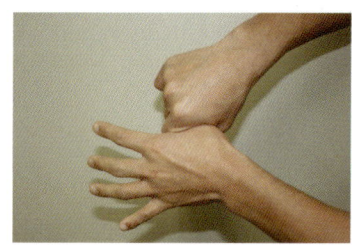
4．第1指を洗う

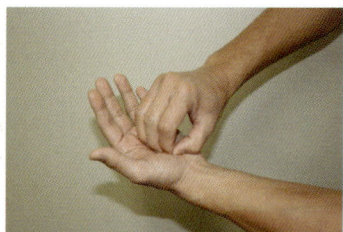
5．指先と爪先を洗う

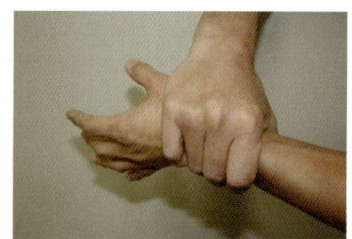
6．手首を洗う

日常手洗いの方法

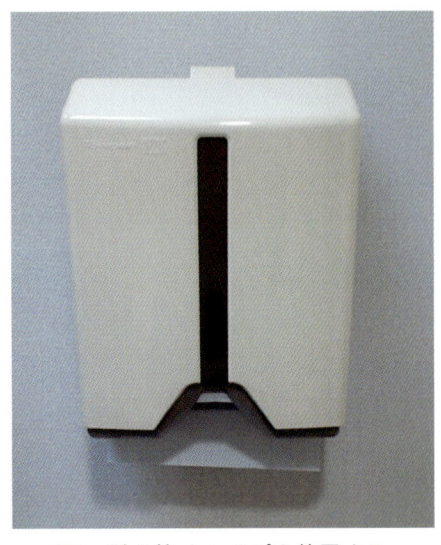 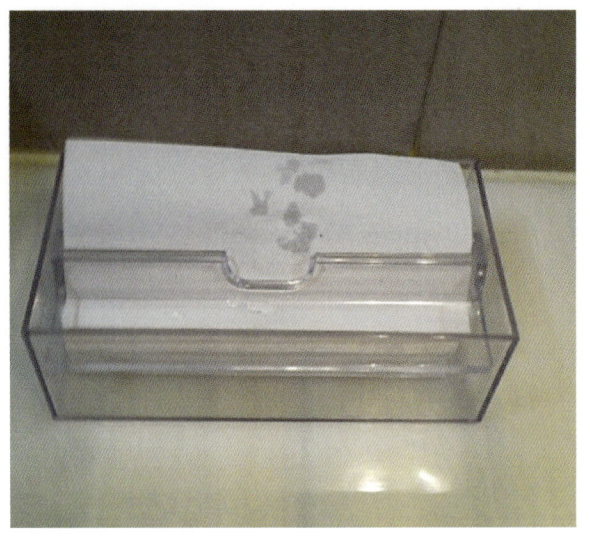

下へ引き抜くタイプを使用する　　上に引き抜くタイプは手洗いの水が付着する

ペーパータオルの配置

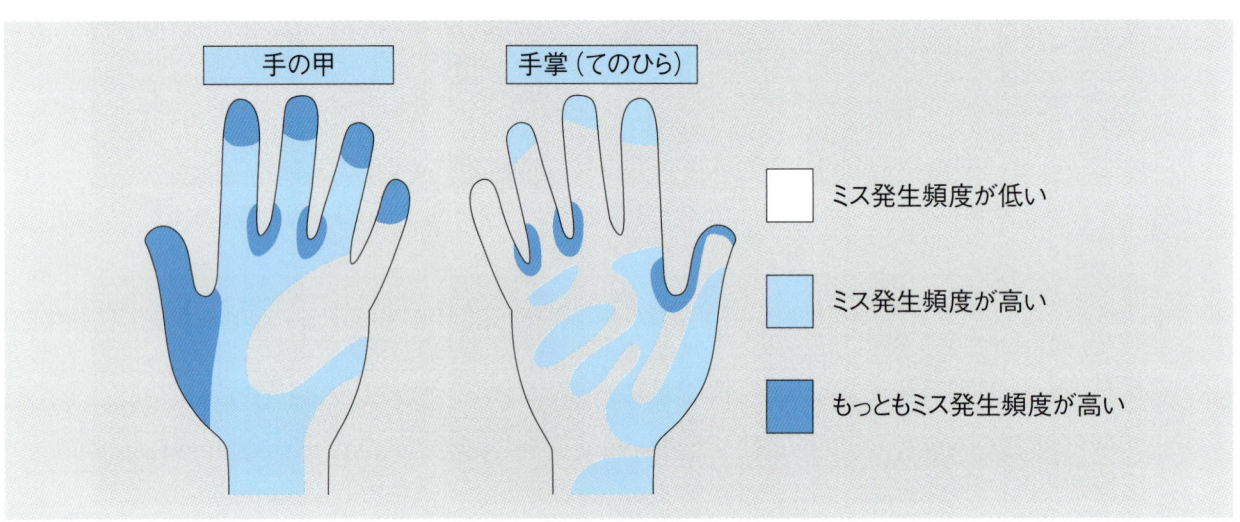

手洗いミスの起こりやすい部位

(出典：日本環境感染学監修　病院感染防止マニュアル2001)

Point!

※液体石鹸を使用する。
※流水で15秒以上かけて洗う。
※第1指、指の間、指先は念入りに洗う。
※ペーパータオルは下に引き抜くタイプを使用する。

（2）衛生的手洗い

衛生的手洗いは、血液や体液、排出物などの汚染物に直接触れたときなどに日常手洗いに加えて行う。

【手洗いの手順】

1. 日常手洗いを行う。
2. 速乾性手指消毒液を適量手に取る。
3. 消毒液が乾くまで、「手掌」、「手背」、「指の間」、「指先・爪」、「第1指」、「手首」を擦り合わせ、消毒液を擦り込む。

●速乾性手指消毒液

アルコールは手指の付着菌を短時間で確実に減少させることができるため、2002年に示されたＣＤＣ「医療現場における手指衛生のためのガイドライン」により、手洗いが不十分な場合に速乾性手指消毒液の使用が推奨された。救急現場活動で連続出場などで十分に手洗いができないときは、目に見える汚染がない場合に限り手洗いに代えて速乾性手指消毒液を擦り込む。

速乾性手指消毒液はエタノールを有効成分とする速乾性の消毒液で、液体タイプとジェルタイプがあり、手洗い設備が不十分な救急車内でも使用できる。近年では、保湿剤などの配合により手荒れしにくくなっている。

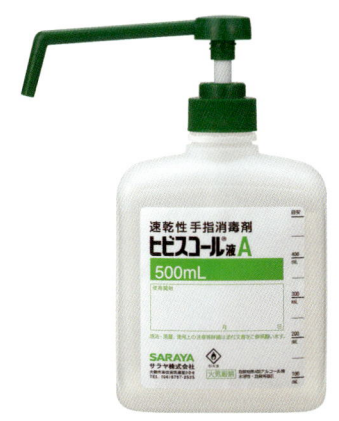 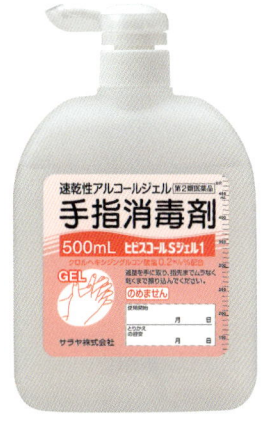

〔ヒビスコール®液A/サラヤ(株)〕　〔ヒビスコールＳジェル１/サラヤ(株)〕

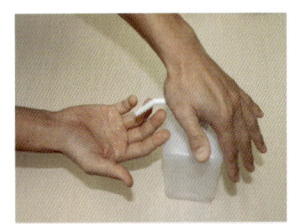	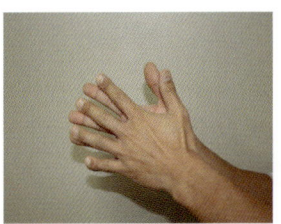	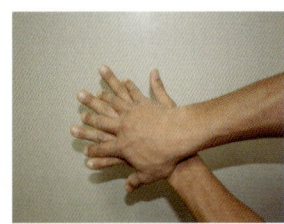	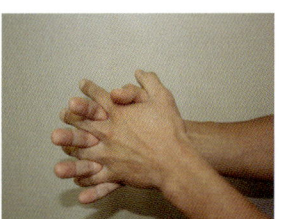
1．消毒液を適量取る	2．手掌を擦る	3．手背を擦る	4．指の間を擦る
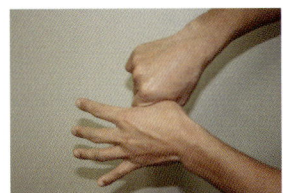	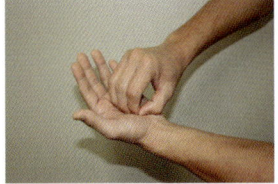	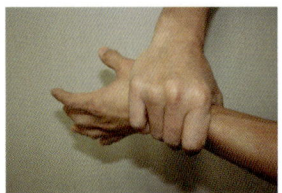	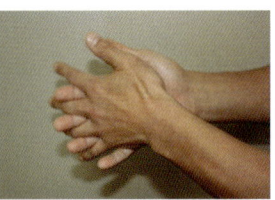
5．第1指を擦る	6．指先と爪先を擦る	7．手首を擦る	8．消毒液が乾くまで擦り込む

速乾性手指消毒液を使った衛生的手洗い

Point !

※汚染物に直接触れたときに日常手洗いに加えて行う。

※連続出場などで十分に手洗いができないときは、目に見える汚染がない場合に限り手洗いに代えて速乾性手指消毒液を擦り込む。

B　感染防止用個人防護具

　感染防止でもっとも有効である感染経路を遮断するために、医療従事者が身につける資器材を個人防護具（PPE：Personal Protective Equipment）という。

　救急現場活動で傷病者の血液や湿性生体物質から救急隊員を守るためには、個人防護具を着用しなければならない。

　救急現場活動での感染防止用個人防護具には、手袋、マスク、感染防止衣、ゴーグル、シューズカバーなどがある。

　救急現場活動での感染用個人防護具は傷病者や救急活動の状況に応じて装着する。

　出動途中や救急車運転時など、とくに装着が必要ない場合は、通常の装備で活動する。

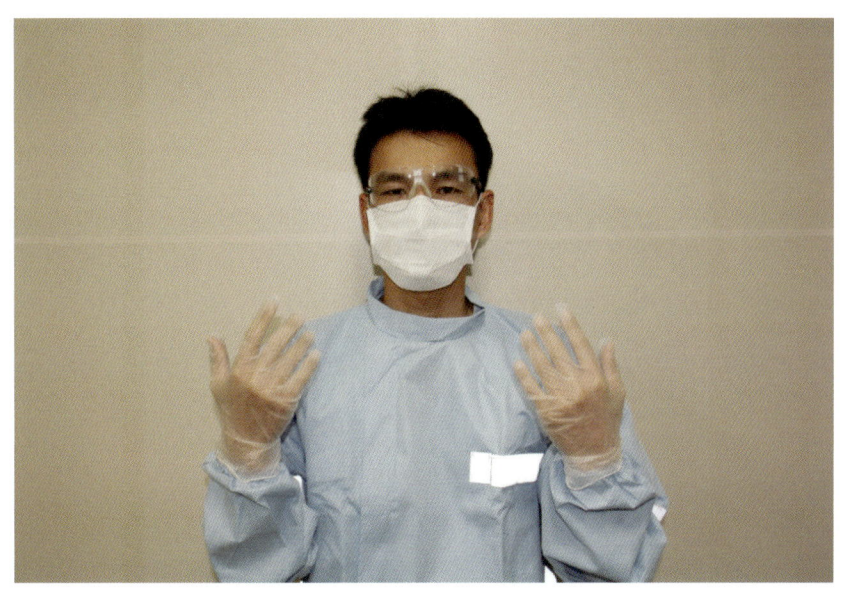

（ゴーグル・マスク・感染防止衣・手袋）
救急現場活動での感染防止用個人防護具装着の例

※救急用ヘルメットは、交通事故や救助活動などに頭部負傷の防止に装着する個人防護具であり、感染防止用の個人防護具ではない。

1．手　袋

　感染防止用手袋は傷病者の処置や血液・体液などで汚染された物を扱うときや、救急車内の清掃や消毒、資器材の洗浄時に着用する。救急救助活動では、消防隊や救助隊も着用する。感染防止用手袋にはラテックス（天然ゴム素材）やプラスチック製がある。

【手袋装着時の注意点】

1．自分の手にフィットするサイズを選ぶ。
2．アレルギーなどが生じる場合は、ラテックスフリー*やパウダーフリー**の手袋を使用する
3．長時間着用して手に汗をかいた場合は交換する。
4．交差感染を防止するため、傷病者ごとに手袋を交換する。
5．交通事故などで傷病者を救出するときには、手の損傷を防ぐため手袋を二重にするか、皮やケブラー製の手袋を着用する。

*ラテックスフリー手袋：手袋に使われている天然ゴムの成分によって痒みや炎症、発赤などのアレルギー反応を起こすことをラテックスアレルギーという。ラテックスフリー手袋は天然ゴムを素材しない手袋で、ラテックスアレルギーを起こす場合はこの手袋を使用する。

**パウダーフリー手袋：手袋を装着しやすいように、手袋の内側に粉（パウダー）が塗布してあり、このパウダーによって手に炎症を起こすことがある。パウダーフリー手袋はこのパウダーを使用していない手袋で、パウダーにより炎症等を起こす場合はこの手袋を使用する。

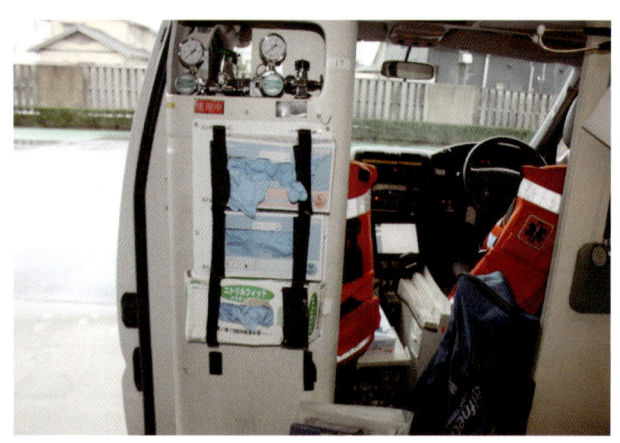

手袋は各サイズを準備しておく（救急車内の配備例）

【手袋の外し方】

1. 手袋の外側（汚染された部分）の端を持つ。
2. 手袋の内側（皮膚側）が表になるように引き抜く。
3. 引き抜いた手袋をもう片方の手に丸めて持つ。
4. 手袋を外した指先を、手首と手袋の間に入れる。
5. 外して丸めた手袋を持ったまま、もう片方の手袋の内側が表になるように外す。
6. 手袋の内側を表にして丸め廃棄する。
7. 使用後の手袋は、感染性医療廃棄物専用容器にただちに廃棄する。

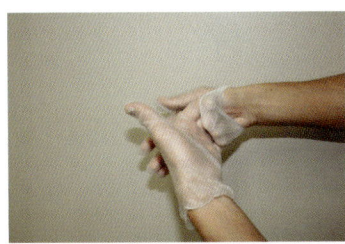
1．手袋の外側の端を持つ

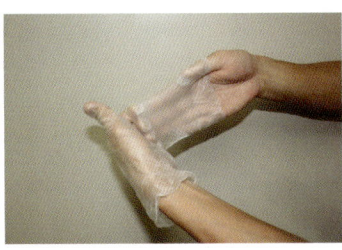
2．内側が表になるように引き抜く

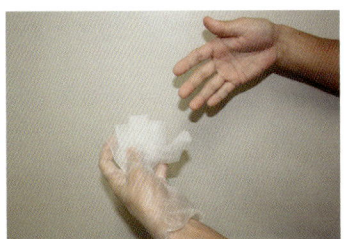
3．引き抜いた手袋を片方手に丸めて持つ

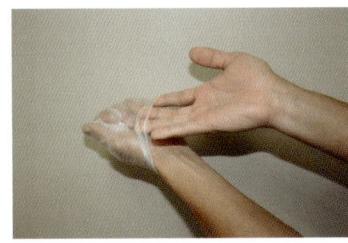
4．手袋を外した指先を、手首と手袋の間に入れる

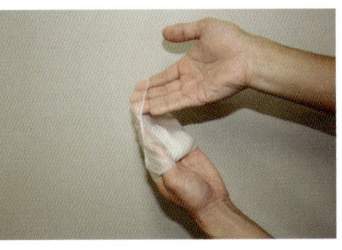
5．丸めた手袋を持ったまま、内側が表になるように外す

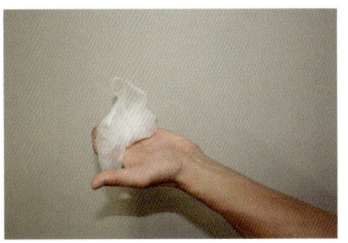
6．手袋の内側を表にして丸め廃棄する

手袋の外し方

Point!

※フィットするサイズを使用する。
※傷病者ごとに交換する。
※汚染された面を内側に封じ込めて外す。
※使用後は感染性医療廃棄物専用容器に廃棄する。

2．マスク

　マスクは咳をしている、吐血や喀血、嘔吐、出血を伴う外傷傷病者など血液や体液が飛散するような場合に着用する。マスクの種類にはサージカルマスクとN95マスクがある。

　また、マスクを長時間使用すると湿気を含みフィルター性を損なうので、適宜交換する。

●サージカルマスク

　サージカルマスクは外科用（サージカル：surgical）のマスクで、通常の救急現場活動時に着用する。サージカルマスクは不織布製の使い捨て（ディスポーザブル）である。

　マスク性能の指標は、細菌ろ過率*（BFE）と微粒子ろ過率**（PFE）がある。サージカルマスクの規格は細菌ろ過率（BFE）が95％以上である。

　*細菌ろ過効率（BFE）：細菌を含む粒子（3μm）が除去された割合をいう。
　**微粒子ろ過率（PFE）：試験粒子（0.1μm）が除去された割合をいう。

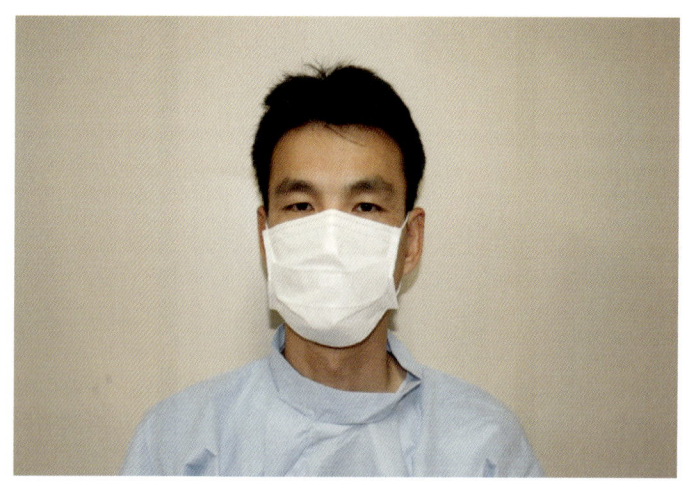

サージカルマスク

【サージカルマスクの装着手順】

1. ノーズピース（マスク上部中央にある金具）に折り目をつける。
2. ゴムひもを耳にかける。
3. ノーズピースを鼻の形に合わせる。
4. マスクの蛇腹を下顎まで伸ばして、鼻と口を完全に覆う。

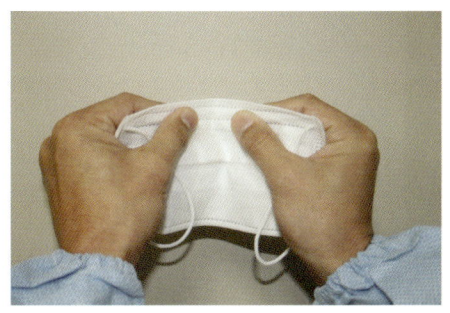
1．ノーズピースに折り目をつける

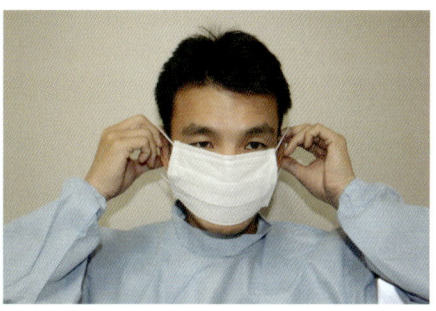
2．ゴムひもを耳にかける

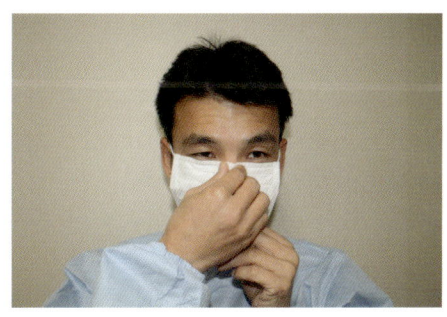
3．ノーズピースを鼻の形に合わせる

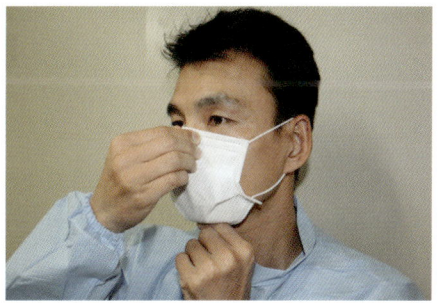
4．マスクの蛇腹を伸ばし鼻と口を覆う

サージカルマスクの装着方法

救急現場活動で救急隊員が鼻を出して装着する光景を見かける。鼻を出すと感染防止にはまったく効果がないので正しく装着する。長時間の装着で湿気を含みフィルター性を損い、呼吸がしづらくなったなら適宜交換する。また、傷病者の症状などにより必要に応じて装着する。

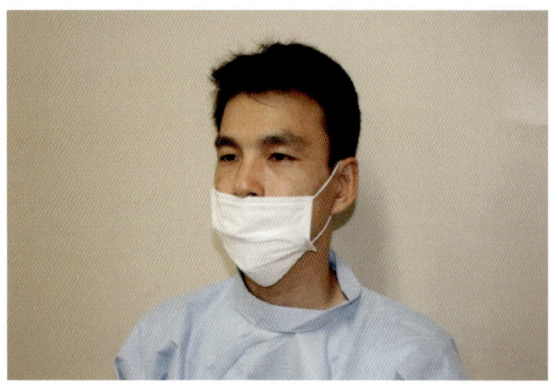

（マスクから鼻がはみ出している）

不適切なサージカルマスクの装着

注意！

※鼻を出してマスクを装着すると、感染防止に効果がないので正しく装着する。

●Ｎ95マスク

　空気感染を引き起こす結核・水痘・麻疹傷病者に対して着用する。

　Ｎ95マスクは米国労働安全衛生研究所（NIOSH：National Institute of Occupational Safety and Health）が定めた規格で、0.3μmの粒子を95％以上遮断できる微粒子用マスクである。

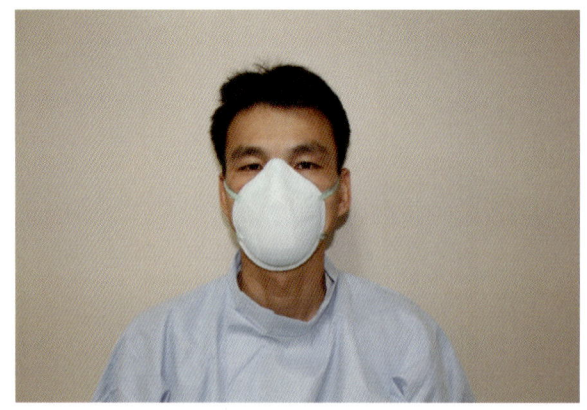

Ｎ95マスク

【N95マスクの装着手順】

1. ノーズピースを鼻に当て下顎を覆うようにかぶせ、上側のゴムバンドを後頭部にかける。
2. 片手でマスクを当てたまま、下側のゴムバンドを後頭部の上にかける。
3. 両手でノーズピースを押さえ鼻の形に合わせる。
4. 両手でマスク全体を覆い、息を強く吐き、空気の漏れがないかを確認する（フィットテスト）。

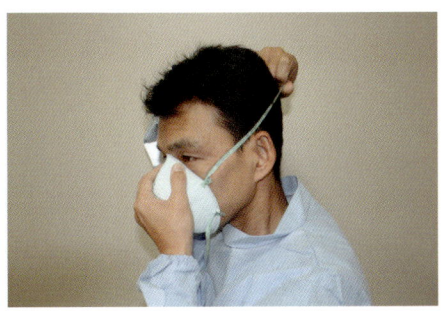

1. マスクを鼻と下顎を覆うようにかぶせ上側のゴムバンドを後頭部にかける

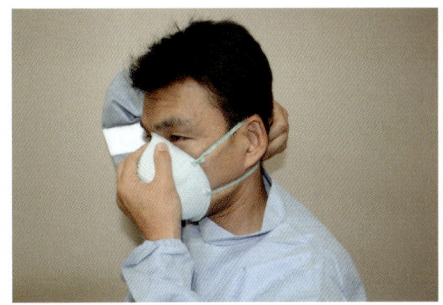

2. 下側のゴムバンドを後頭部の上にかける

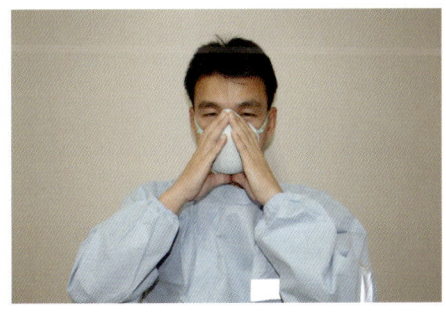

3. 両手でノーズピースを押さえ鼻の形に合わせる

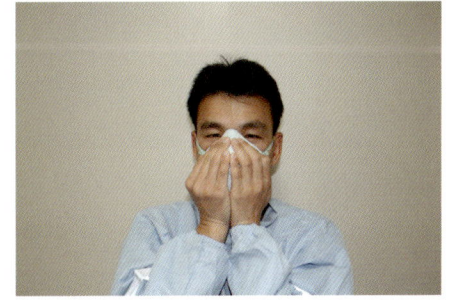

4. 両手でマスク全体を覆い、息を強く吐き空気漏れがないか確認する

N95マスクの装着方法

Point!

※口と鼻を完全に覆う。
※湿ったマスクは交換する。
※空気感染を疑ったときはN95マスクを装着する。

3. 感染防止衣

　感染防止衣は吐血や喀血、嘔吐、出血を伴う外傷傷病者など血液や体液が飛散するような場合に着用する。また、汚染物が衣類へ直接飛散することを防ぐために救急車内の清掃や救急資器材の洗浄時にも着用する。

　感染防止衣は上衣とズボンがあり、不織布製でディスポーザブルタイプ（使い捨て）とフッ素樹脂をナイロンなどの繊維で加工した洗浄・消毒し再使用できるタイプがある。

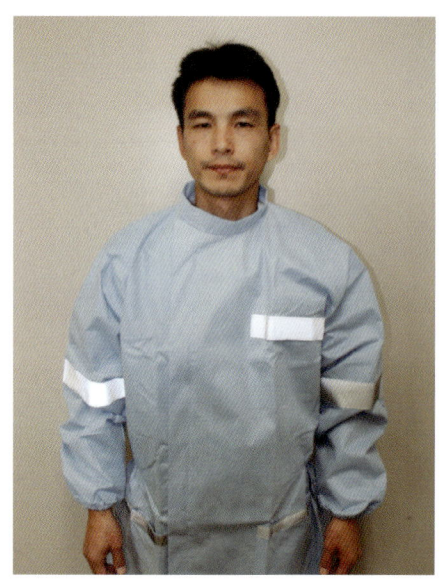
ディスポーザブルタイプ

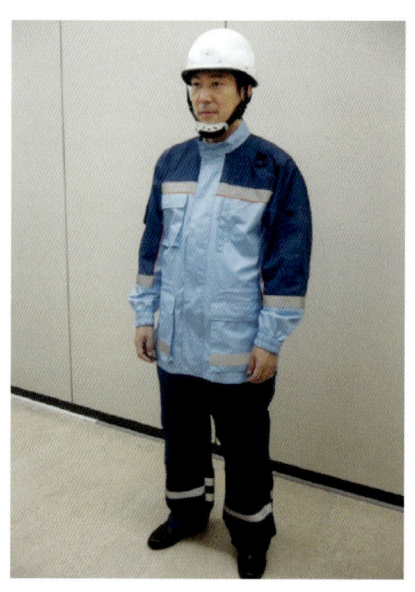
再使用タイプ

感染防止衣

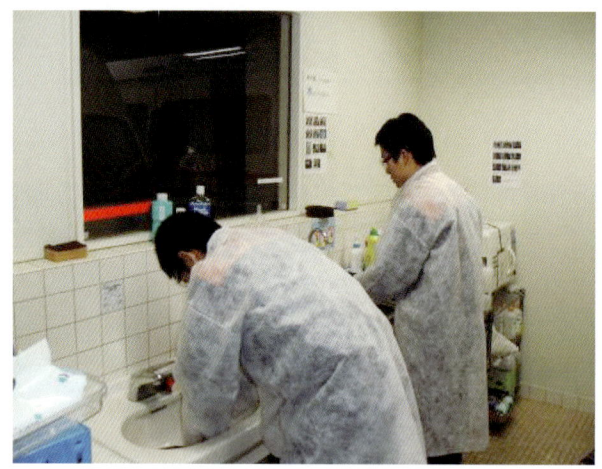
資器材洗浄時の着用

Point !
※救急車内の清掃や資器材の洗浄時にも着用する。

4．ゴーグル

　眼球は体外に露出した粘膜であり、感染のリスクが高い。

　ゴーグルは出血を伴う外傷や吐血や喀血、嘔吐など血液や体液が飛散するような場合、呼吸器疾患、心肺停止傷病者の救急現場活動時に装着する。

　ゴーグルは横の隙間も覆うことのできるタイプを使用する。

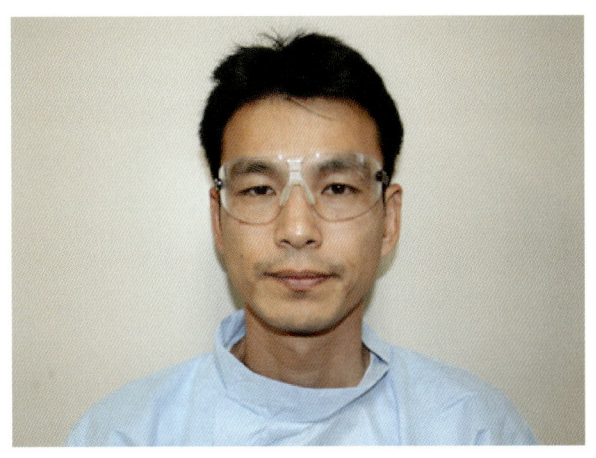

ゴーグル

Point！
※眼の全体を覆うタイプを使用する。

5．シューズカバー

　シューズカバーは、吐血や喀血、嘔吐、出血など汚染された住宅内で靴の上から、また住宅内に上がった後に汚染が確認された場合は直接装着する。装着するときは、関係者に説明する。

　シューズカバーには不織布製やビニール製がある。

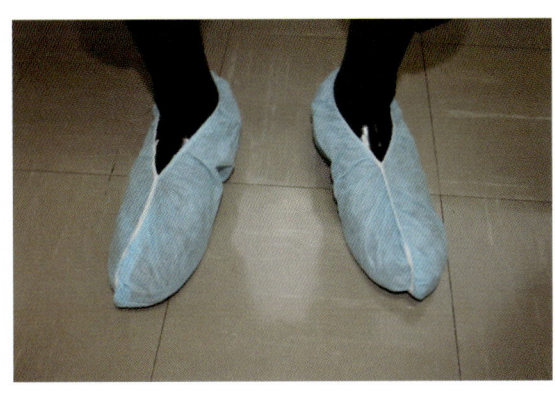
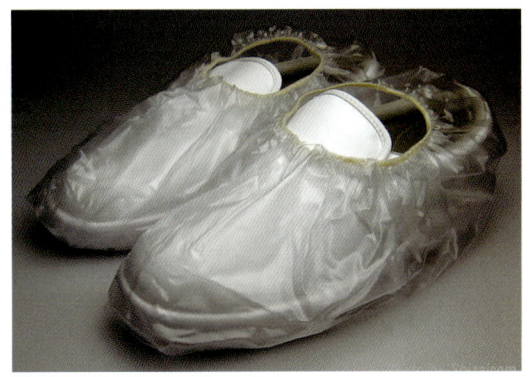

不織布製　　　　　　　　　　　　ビニール製

シューズカバー

Point！
※装着時は関係者に説明する。

6. 感染防止資器材の携行

　救急現場では、あらかじめ現場の汚染や傷病者の状況を把握することができないことが多いため、感染防止資器材はすぐに使えるよう救急隊員自身が携行するか、救急バッグに収納しておく。

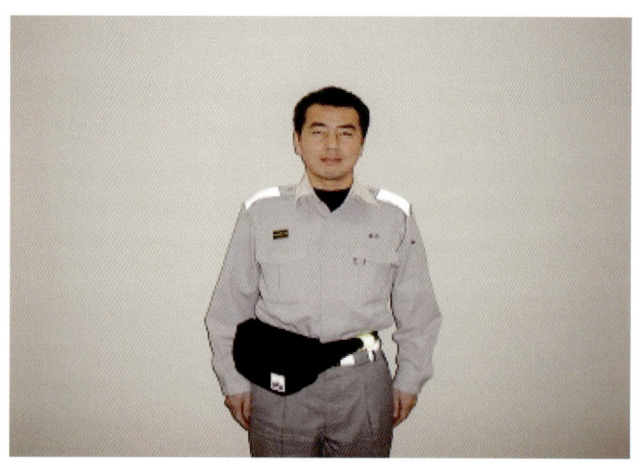

救急資器材の携行の例

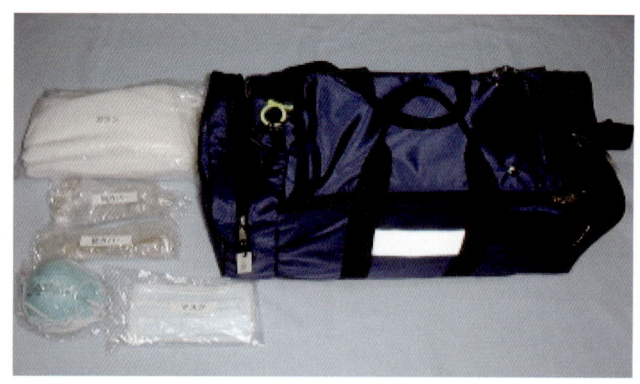

救急バッグへの収納の例

Point !
※感染防止資器材はすぐに使えるように携行する。

C　洗浄と消毒

　救急現場活動で使用する資器材は、「滅菌」、「消毒」、「洗浄と乾燥」に分類される。対象となる資器材に必要な処理を行う。

1．消毒と滅菌の定義
　消毒：人体に有害な微生物の感染性を無くすか、数を少なくすること。
　滅菌：すべての微生物を死滅させる、または完全に除去すること。

2．滅菌、消毒、洗浄と対象資器材
　救急資器材の滅菌や消毒方法は使用する資器材によって決定され、以下に示す基準に準じて行う。

滅菌、消毒、洗浄の定義と対象資器材

分類	定義	救急資器材
滅　菌	通常無菌の組織や血管に挿入されるもの	静脈留置針 気管チューブ
消　毒	損傷のない粘膜や創のある皮膚に接触するもの	正門上気道デバイス 　コンビチューブ 　ラリンゲアルチューブ 　ラリンゲアルマスクなど 喉頭鏡ブレード マギル鉗子 経口エアウエイ 経鼻エアウエイ 吸引カテーテル など
洗　浄 （低水準消毒）	損傷のない皮膚に接触するもの	聴診器 血圧計のカフ 酸素マスク 体温計 バッグバルブマスク 頸椎カラー 副子 ターポリン担架 バックボードなど

（スポルティングの分類（CDCが公表している医療機器の消毒や滅菌方法の目安として用いられる判断基準）より引用改変）

Point !
※対象となる資器材に応じた洗浄や消毒を行う。

3．救急資器材の洗浄

　資器材を洗浄するときは、直接流水で洗うと水が飛び散り汚染物が飛散するので、バケツなどに水を溜め、流水で洗浄する。

　また、汚染物の飛散による二次汚染を防止するために、ビニール手袋（家庭用ゴム手袋でもよい）、感染防止衣（ビニール製エプロンでもよい）、ゴーグルを着用する。

【資器材洗浄の手順】

1．手袋、感染防止衣、ゴーグルを着用する。
2．バケツ等に水を溜め、流水で洗浄する。
3．資器材や汚染状態に応じて、ブラシやスポンジを使用し洗浄する。

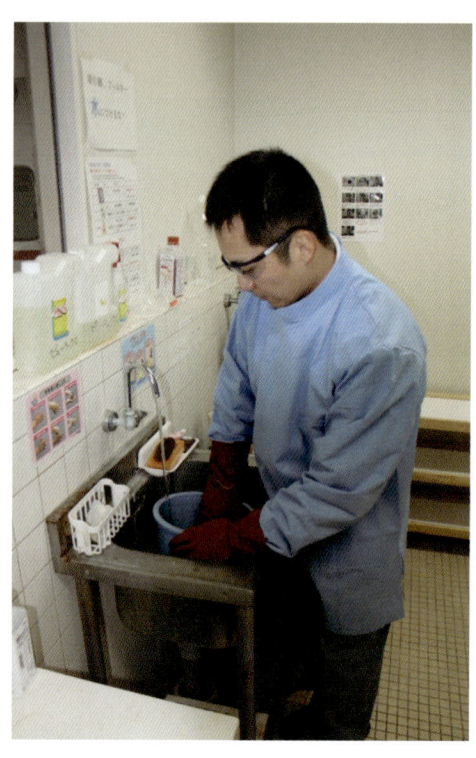 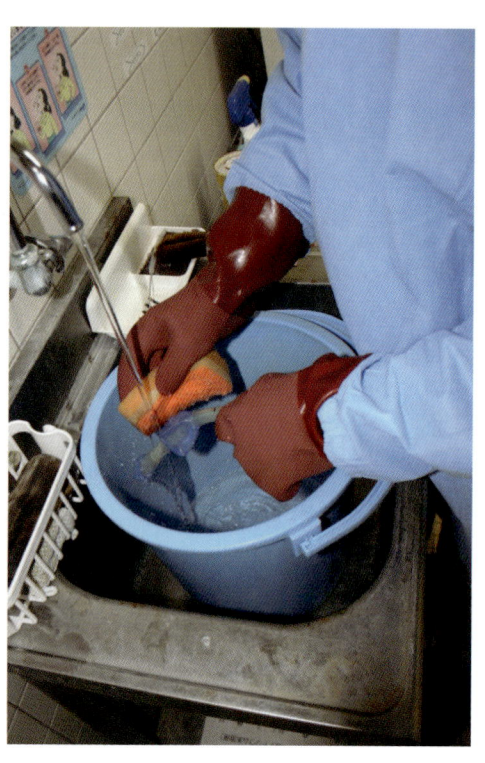

| バケツに水を入れ流水で洗浄 | 資器材や汚染状態に応じてブラシ等を使用 |

Point !

※資器材の洗浄はバケツ等に水を溜めて流水で行う。
※資器材洗浄時は、個人防護具を装着する。

4．救急資器材の消毒

資器材は適切な濃度の消毒液を使用し、浸漬する時間を守る。

【資器材消毒の手順】

1. 資器材を洗浄し、0.1％次亜塩素酸ナトリウム液に30分～1時間浸漬させる。その後流水ですすぎ、清拭し乾燥させる（金属部分がある資器材は0.1％グルコン酸クロルヘキシジン液による浸漬を行う）。
2. 洗浄できない資器材（モニターなど）は、汚染物を除去し、1％次亜塩素酸ナトリウム液で拭く（金属部分はエタノールで拭く）。

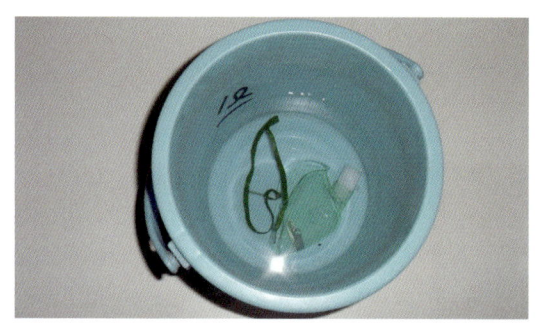
バケツを使った浸漬

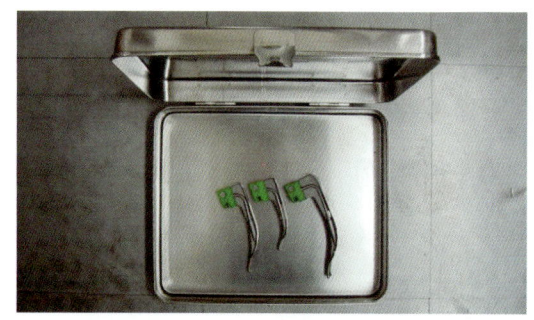
金属トレーを使った浸漬

Point !
※資器材に対して適切な消毒液を使用し、濃度と浸漬時間を守る。

5．消毒区分と消毒液の適応

消毒液はそれぞれ特性があり、対象となる微生物や救急資器材に対しての効果が異なることから、適切な消毒液を使用する。

消毒区分と消毒液の適応

区分	消毒液	微生物				使用目的		備考
		一般細菌	結核菌	*芽胞	ウイルス	手指消毒	金属金具	
高水準	グルタラール	◎	◎	◎	◎	×	◎	
中水準	エタノール	◎	◎	×	◎	◎	◎	速効性あり
	次亜鉛素酸ナトリウム	◎	○	○	◎	×	×	金属腐食性あり
低水準	グルコン酸クロルヘキシジン	◎	×	×	×	◎	◎	粘膜使用は禁忌

＊芽胞は一部の細菌が増殖環境の悪化に対して生き延びるために形成する、きわめて耐久性の高い細胞構造である。通常の細菌と比べてきわめて高温に強く、100℃の煮沸によっても完全に不活化させることがでいない。芽胞を形成する代表的な菌は、炭疽菌や破傷風菌、ボツリヌス菌などがある

6. 消毒液の特性と注意点

　消毒液は正しく使用しなければ、効果が発揮されないので、使用する消毒液の特性を正しく理解することが必要である。

【消毒液使用の注意点】
1. 消毒液同士の混合は消毒液の効果を低くするので行ってはならない。
2. 血液や体液、排泄物などを除去してから消毒する。
3. 定められた用法と量を守る。
4. 消毒液の噴霧は効果が不十分であり、吸入毒性があるため行わない。

7. 救急資器材等に使用する消毒液
●グルタラール

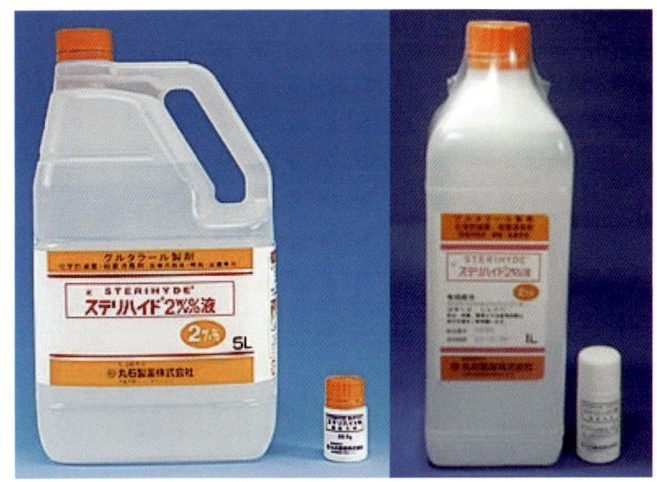

〔ステリハイド®2W/V％液／丸石製薬(株)〕

【特　性】
芽胞を持つ微生物も含め、すべての微生物に対する殺菌力が一番高い消毒薬。

【注意点】
刺激が強く、揮発性があるため、皮膚だけではなく、気道（とくに鼻や喉）や眼の粘膜などにも害を及ぼすため、必ず感染防止衣や手袋、ゴーグル、マスクを着用する。

● 消毒用エタノール（アルコール）

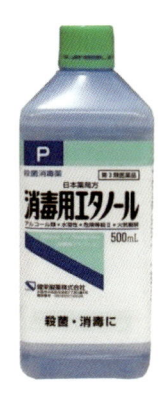

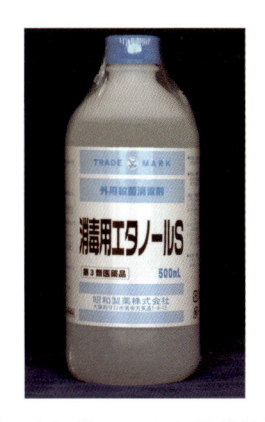

〔写真提供：健栄製薬(株)〕〔写真提供：昭和製薬(株)〕

【特　性】
　毒性は低く微生物の蛋白を変性凝固させることにより殺菌する。多くの細菌、ウイルスに効果があるが芽胞には作用しない。

【注意点】
　大量使用時のアルコール蒸気の大量暴露による、眼や呼吸器の粘膜の刺激やアルコールの引火性に注意する。
　洗浄せずアルコールを使用すると蛋白が凝固し、汚れが落ちにくくなるので必ず洗浄後使用する。

● 次亜塩素酸ナトリウム

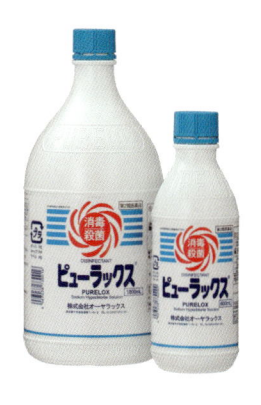

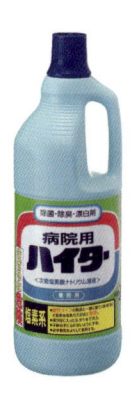

〔ピューラックス®/(株)オーヤラックス〕〔病院用ハイター/ 花王(株)〕

【特　性】
　塩素系の薬剤で、強い殺菌性とウイルスに対して効果があり、ウイルス汚染の消毒に適している。

【注意点】
　塩素特有の不快臭と蒸気（塩素ガス）は眼や呼吸器系の粘膜を刺激するので大量使用時は注意する。また金属の腐食性が強く、金属部の使用には適さない。遮光し、低温で保管すること。

● グルコン酸クロルヘキシジン

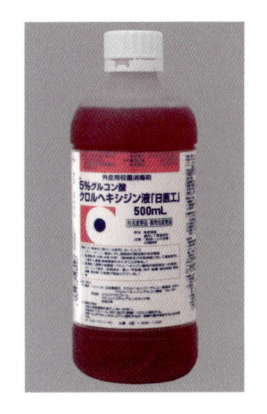

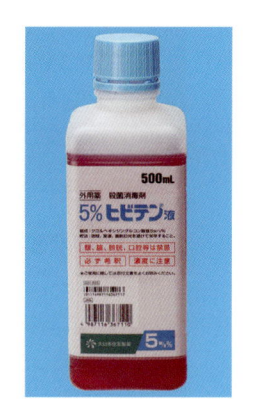

〔5％グルコン酸クロルヘキシジン液「日医工」/ 日医工（株）〕　〔5％ヒビデン®液 / 大日本住友製薬（株）〕

【特　性】
無臭で毒性が低く、低濃度で広範囲な病原微生物に効果があるが、芽胞やウイルスに効果が低い。

【注意点】
0.1〜0.5％溶液で30分〜1時間浸漬させる。

8．消毒液の希釈法

　消毒液は適切な濃度に希釈して使用する。作り置きすると消毒効果が低下するため、その都度希釈して使用する。

●6％次亜塩素酸ナトリウム液から0.1％溶液をつくる場合

全量	6％消毒液の量	水の量
1,000 ml	18 ml	982 ml
500 ml	9 ml	491 ml

＊キャップ1杯は約6 ml である。

●6％次亜塩素酸ナトリウム液から1％溶液をつくる場合

全量	6％消毒液の量	水の量
1,000 ml	180 ml	820 ml
500 ml	90 ml	410 ml

●5％グルコン酸クロロヘキジン液から0.1％溶液をつくる場合

全量	5％消毒液の量	水の量
1,000 ml	20 ml	980 ml
500 ml	10 ml	490 ml

例：500 ml のペットボトルで6％次亜塩素酸ナトリウム液から1％溶液をつくる。

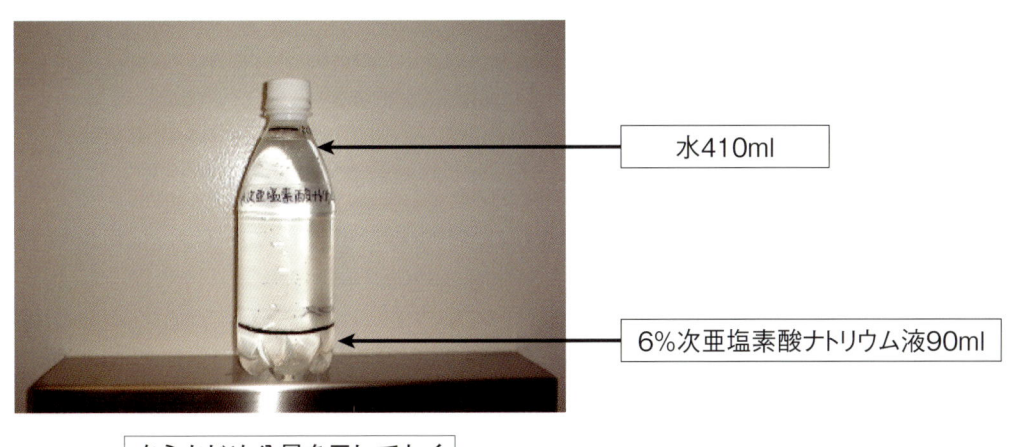

水410ml

6％次亜塩素酸ナトリウム液90ml

あらかじめ分量を示しておく

Point !
※適切な濃度に希釈して使用する。
※消毒液は作り置きしない。

9．救急車内の清拭と消毒

通常救急車内は、血液や体液、嘔吐物などで汚染された場合以外は感染リスクの低い場所である。とくに床や壁面は直接皮膚が触れる場所ではないため、目に見える汚染がない場合は、湿式清掃（通常の水拭き）で十分である。

消毒液の噴霧は、消毒液の吸入による人体への害があるため行ってはならない。

【床、壁面の清掃と消毒】

目に見える汚染がない場合は、湿式清掃（通常の水拭き）し、乾燥させる。血液や体液、嘔吐物などで汚染された場合は、汚染物をペーパータオルで拭き取り、消毒液で消毒し乾燥させる。

【清拭と消毒の手順】

1. 目に見える汚染が確認できない場合は、救急専用のモップや布で湿式清掃し乾燥させる。
2. 血液や体液、嘔吐物などで汚染された場合は、汚染物を除去し、その後0.1～1％次亜塩素酸ナトリウム溶液で消毒清掃し乾燥させる。
3. 高度な汚染（大量の血液や嘔吐物など）がある場合は、汚染物を除去し、流水で流した後に消毒し乾燥させる。

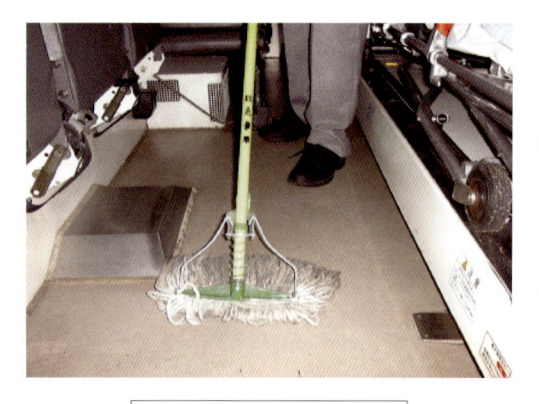

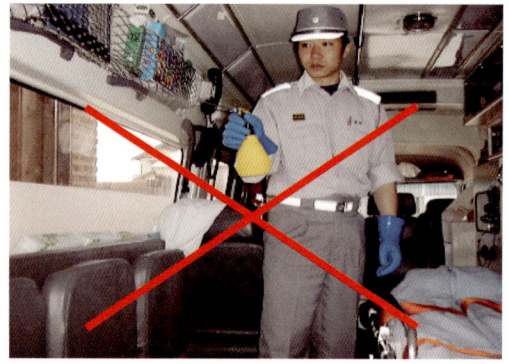

モップによる湿式清掃　　　消毒液の噴霧は行わない

●救急用モップとタオル

モップやタオルは救急車専用とし、汚れを取るもの、仕上げに拭くものの２つを使用する。
使用したモップやタオルは汚れを十分に落とし、乾燥させて再使用する。

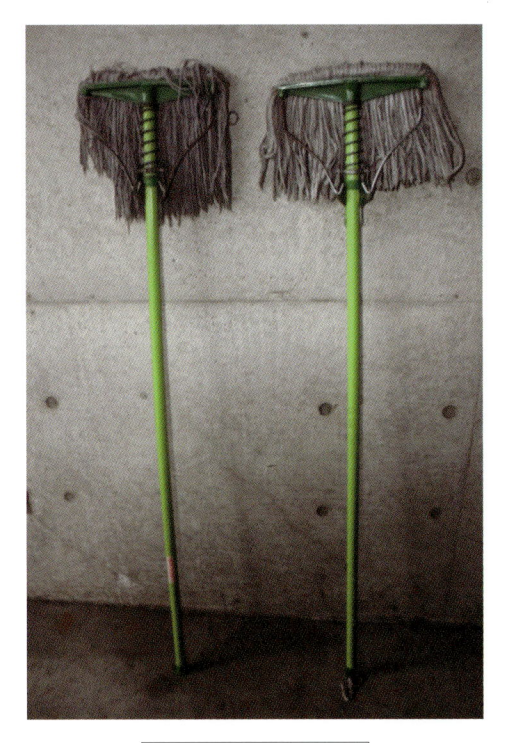

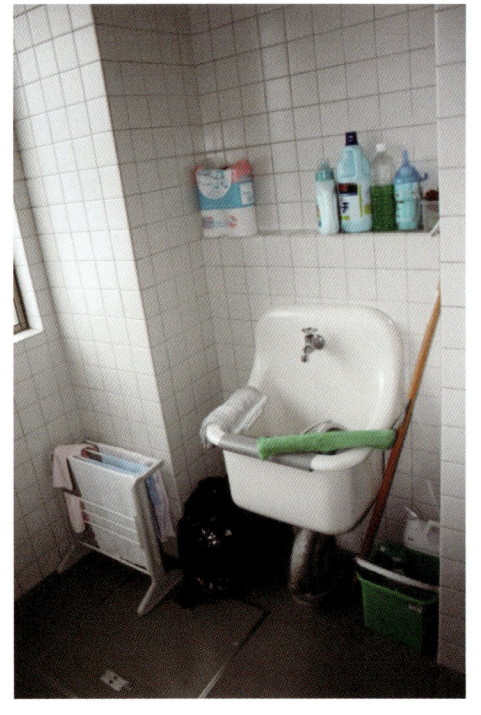

救急車専用モップ　　　　洗浄し乾燥させ再使用する

【ドアノブ、無線機、ハンドル、モニター類の清掃と消毒】

複数の隊員が触れるドアノブや無線機、ハンドル、モニター類は、清拭と消毒を忘れがちな場所である。目に見える汚染がない場合は、湿式清掃し乾燥させる。血液や体液、嘔吐物などで汚染された場合は、汚染物をペーパータオルで拭き取り、消毒液で消毒し乾燥させる。

【清拭と消毒の手順】

1. 目に見える汚染がない場合は湿式清掃し乾燥させる。
2. 血液や体液、嘔吐物などで汚染された場合は、汚染物をペーパータオル等で拭き取り、その後消毒液で消毒し乾燥させる。

注意！

※次亜鉛酸ナトリウムは金属腐食性があり、またプラスチックやゴム製品を劣化させることがあるため金属やプラスチック、ゴム部分には使用しない。金属部分やプラスチック、ゴム部分は消毒用アルコールかグルコン酸クロルヘキシジン溶液で消毒し乾燥させる。

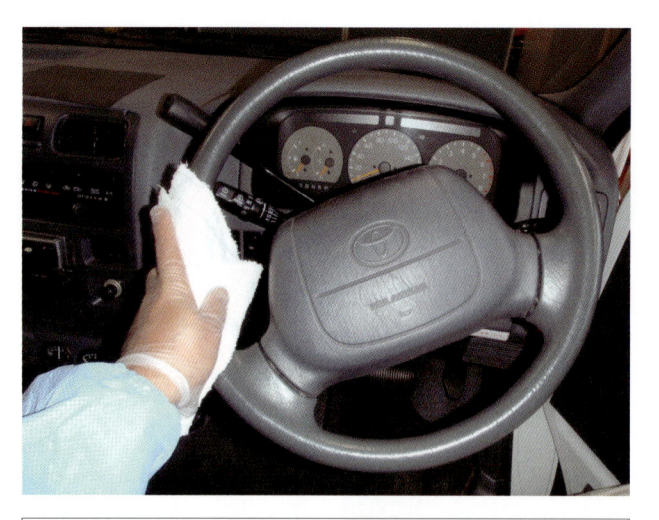

汚染がないときは救急車専用タオルで湿式清掃する

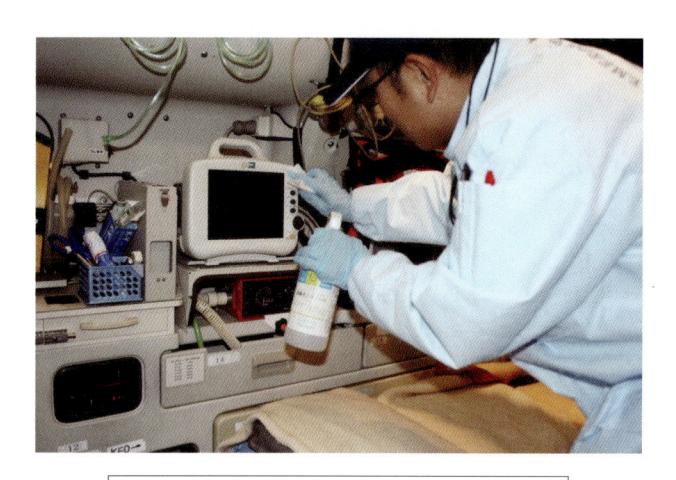

汚染があるときは清拭した後消毒する

参考！　紫外線による消毒
※紫外線照射はウイルスや細菌の殺菌効果があるが、照射されたところしか効果がないことや時間がかかること、またプラスチック面を硬化させるので、通常の救急車内の消毒には適さない。

Point！
※救急車内は湿式清掃し、汚染があれば拭き取った後に消毒する。

10. 滅　菌

　滅菌が必要な救急資器材である静脈留置針と気管チューブはすべて使い捨て（ディスポーザブル）であるため、消防機関では滅菌施設は必要としない。

　滅菌施設が設備されている場合は、以下について注意が必要である。

●オートクレーブ滅菌

　オートクレーブ滅菌は、高圧蒸気滅菌とも言い、飽和蒸気によって高温高圧加熱することで微生物を殺菌する方法である。

　オートクレーブは労働安全衛生法に定める第一種圧力容器に該当するため、内容積の大きさが$5m^3$以上となる場合は、普通第一種圧力容器取扱作業主任者・化学設備第一種圧力容器取扱作業主任者・ボイラー技士の資格を有する者の中から作業主任者を選任しなければならない。

●EOG（エチレンオキサイドガス）滅菌

　EOG滅菌は、エチレンオキサイドガスにより微生物を殺菌する方法である。病院などの医療施設では、手術用資器材等の滅菌に使用される。

　EOGは特定化学物質として定められており、滅菌後の廃ガスを大気放出するか水処理を行う必要があり、大気放出では環境へのガス拡散問題や人体への毒性、水処理では水と反応後の二次生成物の処理が問題となる。

　その取扱いや処理にあたっては、厚生労働大臣の認可した指定教習機関の技能講習を受講、修了試験に合格した特定化学物質等作業主任者を選任しなければならない。

D　感染性リネン類の取り扱い

　リネン類（毛布やシーツ）は直接傷病者と接するものであるが、通常は皮膚が触れるものであり、感染リスクは低いため感染性リネン以外は通常の洗濯でよい。

●感染性リネン

　感染性リネンは血液や体液、嘔吐物、排泄物などが付着している、または湿っていると判断されるすべてのリネンをいい、空気感染を生じる開放性結核*の傷病者を搬送したときのリネンや疥癬**などの害虫が付着したリネンを含む。

　　*開放性結核：結核菌が喀痰などの排出物の中に認められる結核をいう。
　**疥癬：ヒゼンダニ（ダニの一種）の寄生による皮膚感染症で、皮疹や掻痒が認められる。近年、病院や老人ホーム、介護施設などで集団発生の事例が増加している。

【感染性リネンの取り扱いの手順】

1．個人防護具を着用しビニール袋に封じ込める。
2．感染性リネンであることを明記する。
3．ビニール袋が破れない程度の量にする。
4．救急現場での消毒液による一次消毒*は行わない。

*一次消毒：消毒液などによる噴霧や清拭をいう。

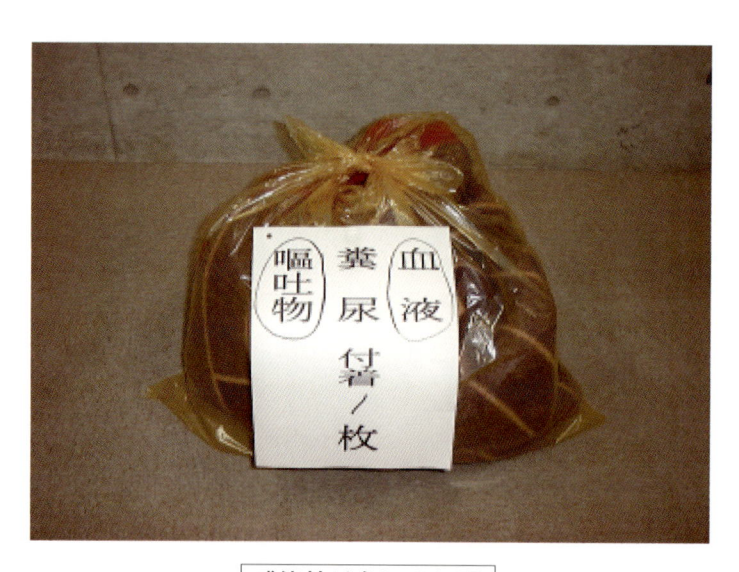

感染性リネンの処理

【感染性リネンの洗浄と消毒】

クリーニングに出す場合は、一次消毒を行っているクリーニング店に出す。

消防署で洗浄する場合は、予備洗浄を行った後に80℃以上の熱湯に10分以上浸すか、0.01～0.1％の次亜塩素酸ナトリウム溶液に5分以上浸した後に通常の洗浄を行い乾燥させる。

救急活動服や再使用タイプの感染防止衣も感染性リネンに準じた洗浄と消毒を行う。

Point！
※ビニール袋に封じ込め感染性リネンであることを明記し処理する。
※ビニール袋が破れない程度の量にする。
※救急現場での一次消毒は行わない。

E　感染性廃棄物の取り扱い

　救急現場活動で発生する感染性廃棄物には、血液や体液、嘔吐物、排泄物を処置したガーゼや手袋、静脈穿刺針などがある。

　感染性廃棄物の処理については、「廃棄物の処理及び清掃に関する法律」に基づいて、一般ゴミと区別し処理しなければならない。

　感染性廃棄物は専用容器に廃棄し、処理は専門業処理者に委託する。

> **参考！**
>
> ※消防機関は、廃棄物の処理及び清掃に関する法律に基づく感染性廃棄物の排出事業所の医療機関等には含まれていないが、医療機関と同様の感染性廃棄物が排出されることから、この法律に準拠した処理が必要とされる。

感染性廃棄物
1．血液や体液、嘔吐物、排泄物が付着したガーゼや手袋、感染防止衣など。
2．静脈留置針や静脈ライン、シリンジなど（血液の付着にかかわりなく）

感染性廃棄物の廃棄
1．ガーゼや手袋、感染防止衣などは感染性廃棄物専用容器に廃棄する。
2．静脈留置針やシリンジなどは耐穿刺性の硬い専用容器に廃棄する。

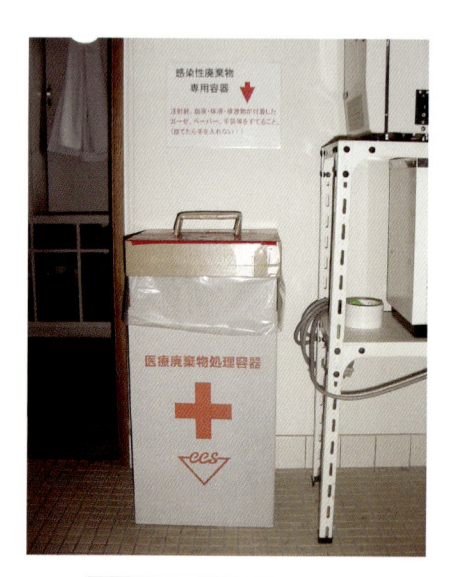

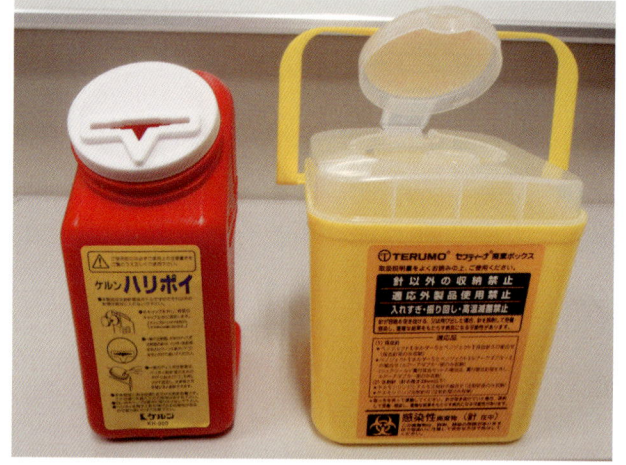

|感染性廃棄物専用容器|静脈留置針廃棄専用容器|

> **Point！**
>
> ※感染性廃棄物は専用容器に廃棄する。
> ※処理は専門業処理者に委託する。

Ⅳ 感染事故の対応

　個人防護具を適切に装着しても、救急現場活動の特性から、針刺し事故をはじめとする体液への曝露事故を完全に回避することは不可能である。これらの感染事故を防止することは言うまでもなく重要であるが、万が一感染事故が発生した場合、適切な対応をとることが必要である。

A　感染事故とは

　感染事故は針刺し事故および損傷皮膚、粘膜または眼に対する血液体液の接触によるものをいう。

B　針刺し事故

　救急救命士による薬剤投与や心停止前の輸液などの処置範囲の拡大によって、針刺し事故などの感染事故が増加することが予想される。静脈留置針の針刺し事故は、傷病者の血液が皮膚を貫いて直接救急隊員自身の組織内に入ることから、感染リスクはきわめて高い。

1．針刺し事故防止対策
①安全装置の付いた静脈留置針を使用する。
②専用容器は静脈路確保後、手の届く場所に置く。
③静脈留置針は穿刺した救急救命士が責任をもって専用容器に捨てる。
④手渡ししたり、一時的にストレッチャーの上や床に置いたりしない。
⑤リキャップはしない。

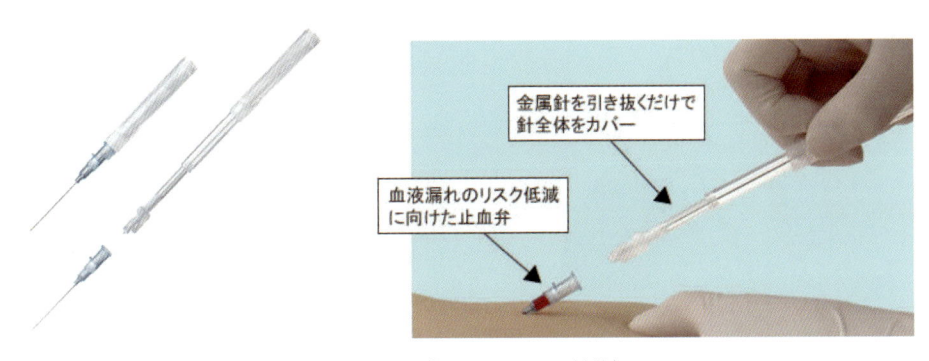

〔サーフロー®V3／テルモ(株)〕

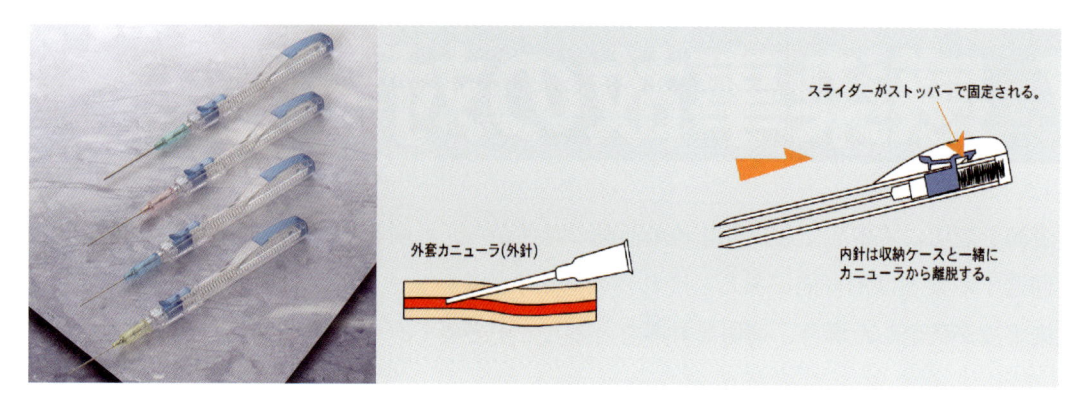

〔セーフタッチキャス／ニプロ㈱〕

2．針刺し事故発生後の処置

①流水で流しながら血液をしぼり出す。
　口で吸ってはいけない。
②石鹸と大量の流水でしっかり洗う。

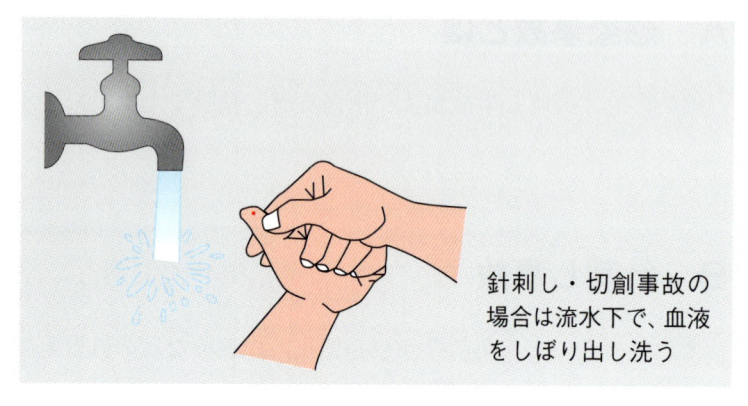

針刺し事故後の処置

C　その他の感染事故後の処置

1．口に入ったらうがいをする。
2．眼に入ったら流水で眼洗する。
3．創傷部に触れたら流水で洗い流す。

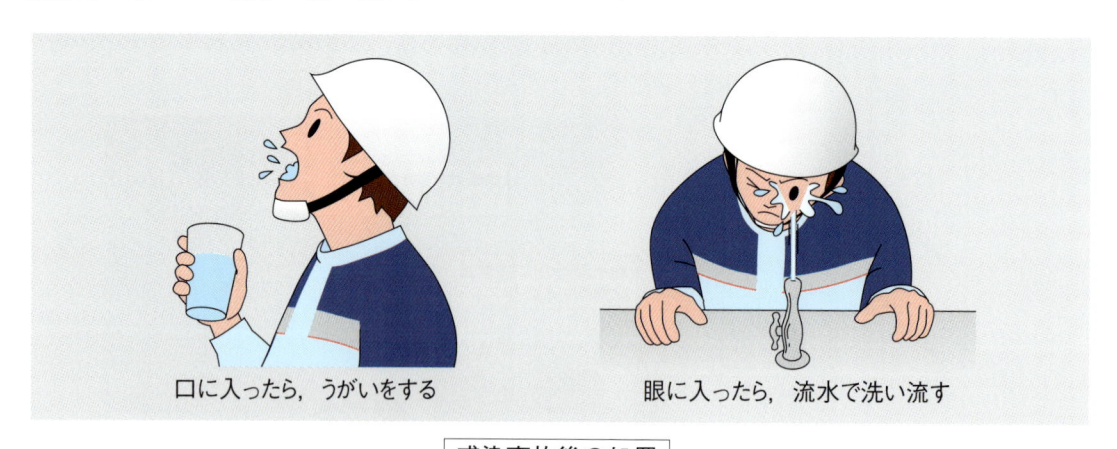

感染事故後の処置

●切創事故後の対応

救急隊員の切創など皮膚の損傷への血液感染事故は、針刺事故と同様の対応を行う。

D　感染事故対応の流れ

　感染事故が発生した場合は、消防本部の感染事故対応マニュアルに基づき対応する。この対応には医療機関との連携が必要なため、地域メディカルコントロール協議会でマニュアルが定められている地域もある。

　病院内での針刺し事故後の対応の例として、事故針を使用していた患者がB型肝炎ウイルス抗原（HBs抗原）陽性であった場合や事故針を使用していた患者が不明であった場合の針刺し事故では、針刺し事故を起こした本人がHBs抗体陽性か陰性か調べられる。

　針刺し事故を起こした本人がHBs抗原陰性かつHBs抗体陰性であった場合には、抗HBsヒト免疫グロブリン*が48時間以内に筋注され、HBs抗体陽性か陰性か不明であった場合にも、抗HBsヒト免疫グロブリンが筋注される。

　針刺し事故を起こした本人がHBs抗体陽性の場合には、経過観察とするなどの対応が行われる。

*抗HBsヒト免疫グロブリンはすでに体内に侵入したHBウイルスを力の強いHBs抗体で中和排除することにより、HBウイルス感染を予防する薬である。

参考：針刺し事故後対応フローチャート（HBVおよびHCV）

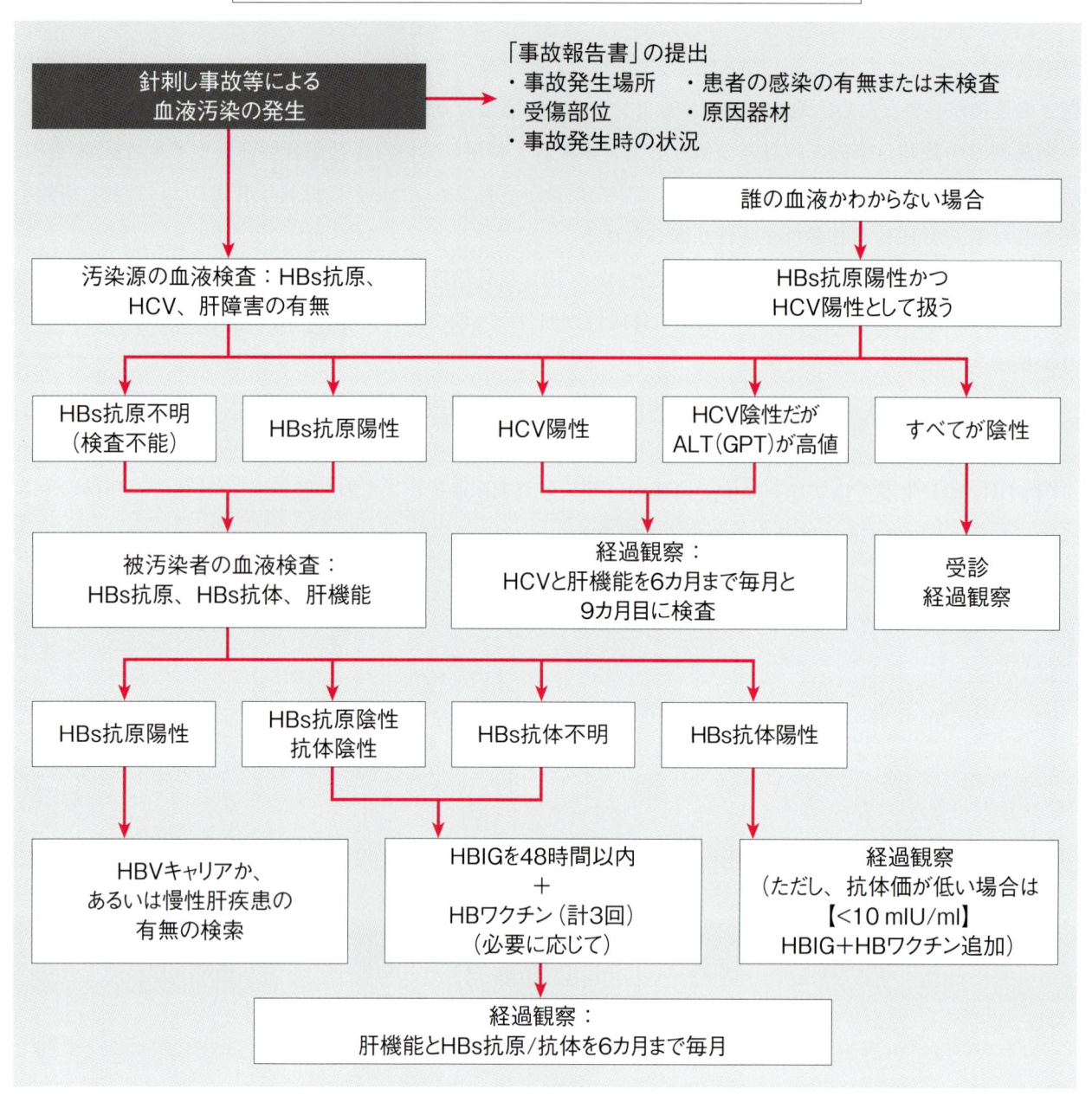

```
針刺し事故等による          →  「事故報告書」の提出
血液汚染の発生                 ・事故発生場所  ・患者の感染の有無または未検査
                              ・受傷部位      ・原因器材
                              ・事故発生時の状況
```

```
                                                    誰の血液かわからない場合
                                                            ↓
汚染源の血液検査：HBs抗原、                          HBs抗原陽性かつ
HCV、肝障害の有無                                    HCV陽性として扱う
        ↓                                                   ↓
┌─────────┬──────────┬────────┬──────────────┬───────────┐
HBs抗原不明  HBs抗原陽性  HCV陽性  HCV陰性だが    すべてが陰性
（検査不能）                        ALT（GPT）が高値
    ↓          ↓           ↓            ↓              ↓
                        経過観察：               受診
被汚染者の血液検査：    HCVと肝機能を6カ月まで毎月と  経過観察
HBs抗原、HBs抗体、肝機能  9カ月目に検査
        ↓
┌─────────┬──────────┬────────┬──────────┐
HBs抗原陽性  HBs抗原陰性  HBs抗体不明  HBs抗体陽性
            抗体陰性
    ↓          ↓            ↓            ↓
HBVキャリアか、  HBIGを48時間以内        経過観察
あるいは慢性肝疾患の  ＋                （ただし、抗体価が低い場合は
有無の検索       HBワクチン（計3回）      【<10 mIU/ml】
                （必要に応じて）         HBIG＋HBワクチン追加）
                    ↓
            経過観察：
            肝機能とHBs抗原/抗体を6カ月まで毎月
```

（国立国際医療研究センター「医療行為別感染防止対策」より引用）

Point !

※安全装置付静脈留置針を使う。

※静脈留置針は穿刺した救急救命士が責任をもって専用容器に捨てる。

※流水で流しながら血液をしぼり出し、石鹸と大量の流水でしっかり洗う。

※口に入ったらうがいをする。

※眼に入ったら流水で洗眼する。

※創傷部に触れたら流水で洗い流す。

※感染事故後は消防本部の対応マニュアルに沿って早期に対応する。

V 特殊感染症の対応

A 感染症の予防及び感染症の患者に対する医療に関する法律に指定された感染症傷病者の対応

1．救急搬送

「感染症の予防及び感染症の患者に対する医療に関する法律（感染症法）」において、都道府県知事が入院勧告等を実施した患者に関する移送については、法第21条に基づいて都道府県知事の事務として規定されている。

（1）都道府県知事が搬送する場合

感染症法に基づく都道府県知事による入院勧告等が出された患者に対して、確定診断前で一般の医療機関に入院中の患者や在宅療養を続けていた患者で、病原体診断等により、一類感染症や二類感染症が判明した患者は在宅から感染症指定医療機関に搬送することになる。この場合、都道府県の患者搬送車や市町村や民間救急に委託して実施される場合等、様々な状況が想定されるが、各地域の実状に合わせもっとも適切な運用を行う必要がある。

（2）消防機関の救急搬送の場合

都道府県知事から入院勧告等が出されていない場合で、感染症か否かも不明な場合も含まれる。搬送後に患者が一類感染症や二類感染症であることが判明した場合には、速やかに都道府県知事や診断医療機関から必要な情報を救急搬送担当者に連絡する。

2．感染症の分類

（1）一類感染症

一類感染症は、感染力および罹患した場合の重篤性等が極めて高く、傷病者、擬似傷病者および無症状病原体保有者について入院等の措置を講ずることが必要な感染症をいう。

（2）二類感染症

二類感染症は、感染力および罹患した場合の重篤性等が高く、傷病者および一部の擬似症傷病者について入院等の措置を講ずることが必要な感染症をいう。

（3）三類感染症

三類感染症は、感染力および罹患した場合の重篤性等は高くないが、特定の職業への就業によって感染症の集団発生を起こし、傷病者および無症状病原体保有者について就業制限等の処置を講ずることが必要な感染症をいう。

（4）四類感染症

四類感染症は、動物、飲食物等の物件を介して人に感染し、健康に影響を与える恐れがあり（人から人への伝染はない）、消毒、物件の廃棄等の物的処置が必要な感染症をいう。

（5）五類感染症

五類感染症は、国が感染症発生動向調査を行い、その結果等に基づいて必要な情報を国民や医療関係者等に提供・公開していくことによって、発生・拡大を防止すべき感染症をいう。

（6）指定感染症

一類〜三類感染症に分類されていない感染症のうち、一類〜三類に相当する対応の必要が生じたものについて、1年間を期限に政令で指定する感染症をいう。

3．消毒方法

感染症法に指定された感染症傷病者を搬送した場合、分類ごとに定められた方法で消毒する。

感染症法上の分類と消毒方法

感染症法上の分類	病原体	消毒のポイント	消毒方法
一類感染症	エボラ出血熱、マールブルグ病、クリミア・コンゴ出血熱、ラッサ熱、南米出血熱	厳重な消毒が必要である傷病者の血液・分泌物・排泄物、およびこれらの付着した可能性のある箇所を消毒する	80℃の熱水に10分間、抗ウイルス作用の強い消毒薬、0.05〜0.5％次亜塩素酸ナトリウムで清拭、または30分間浸漬。消毒用エタノールで清拭、または30分間浸漬。2〜3.5％グルタラールに30分間浸漬
	ペスト	肺ペストは飛沫感染であるが、患者に用いた機器や傷病者環境の消毒を行う	80℃の熱水に10分間、両面活性剤に30分浸漬。界面活性剤で清拭0.01〜0.1％次亜塩素酸ナトリウムで清拭、または30〜60分間浸漬アルコールで清拭
	痘瘡	傷病者環境の消毒を行う	エボラ出血熱と同様
二類感染症	急性灰白髄炎（ポリオ）重症急性呼吸器症候群（SARS）	傷病者の糞便で汚染された可能性のある箇所を消毒する 傷病者環境の消毒を行う	エボラ出血熱と同様
	ジフテリア	皮膚ジフテリアなどを除き飛沫感染であるが、傷病者に用いた機器や傷病者環境を消毒する	ペストと同様
	結核	空気感染であるが、傷病者に用いた機器や傷病者環境の消毒を行う	救急車内は換気。車内床等は通常の洗浄・消毒 毛布等は日光消毒し洗浄

分類	疾患	対応	消毒方法
三類感染症	腸管出血性大腸、菌感染症、コレラ、細菌性赤痢	傷病者の糞便で汚染された可能性のある箇所を消毒する 消毒薬の散布や噴霧はしない	80℃の熱水に10分間浸漬
	腸チフス、パラチフス	傷病者の糞便・尿・血液で汚染された可能性のある箇所を消毒する	界面活性剤で清拭 0.01〜0.1％次亜塩素酸ナトリウムで清拭、または30〜60分間浸漬。アルコール清拭
四類感染症	ウエストナイル熱、エキノコックス症、黄熱・オウム病、回帰熱・Q熱、狂犬病、コクシジオウデス症、腎症候性出血熱、炭疽、ツツガムシ病、デング熱、日本紅斑熱、日本脳炎、ハンタウイルス肺症候群、Bウイルス病、ブルセラ病、発疹チフス、マラリア、ライム病、レジオネラ症、E型肝炎、A型肝炎、鳥インフルエンザ、サル痘、ニパウイルス感染症、野うさぎ病、リッサウイルス感染症、レプトスピラ症、ボツリヌス症、オムスク出血熱、キャサヌル森林病、西部馬脳炎、ダニ媒介脳炎、東部馬脳炎、鼻疽、ヘンドラウイルス感染症、リフトバレー熱類鼻疽、ロッキー山紅斑熱	芽胞形成菌以外傷病者に用いた機器や傷病者環境を消毒する 環境消毒は、汚染局所に対して消毒の必要がある場合に行う ツツガムシにおいては予防策なし 芽胞形成菌芽胞には高水準消毒薬の長時間接触が必要である 炭疽菌の汚染物は滅菌もしくは焼却が基本である作業者は防護服を着用して作業にあたらなければならない	芽胞形成菌以外の消毒法 ①煮沸（98℃以上）15〜20分間 ②2％グルタラール ③0.05〜0.5％次亜塩素酸ナトリウム ④76.9〜81.4％消毒用エタノール 芽胞形成菌の消毒法 消毒前に、洗浄を充分に行い、付着している芽胞の数を減らす。グルタラールに3時間以上の浸漬
五類感染症	アメーバ赤痢、急性ウイルス肝炎（A型及びE型を除く）、クリプトスポリジウム症、クロイツフェルト・ヤコブ病、劇症型溶血性レンサ球菌感染症、後天性免疫不全症候群、ジアルジア症、侵襲髄膜炎菌性髄膜炎、先天性風疹症候群梅毒、梅毒、破傷風、バンコマイシン耐性腸球菌感染症、侵襲性インフルエンザ菌感染症、侵襲性肺炎球菌感染症、風疹、麻疹など	標準予防策に準ずる 疾患特有の感染経路を認識して対応する。感染経路別に有効な消毒を行う （1）空気感染 適切な空調、換気 （2）飛沫感染 環境清掃の徹底 （3）接触感染 資器材やドアノブなど、傷病者や救急隊員が触れた場所の消毒・清掃	①煮沸（98℃以上）15〜20分間 ②2％グルタラール ③0.05〜0.5％次亜塩素酸ナトリウム ④76.9〜81.4％消毒用エタノール クロイツフェルト・ヤコブ病の消毒（滅菌）法 高圧蒸気滅菌134℃で18分間または、高圧蒸気滅菌134℃で3分間をくり返し6回 1〜5％次亜塩素酸ナトリウムに2時間浸漬

Point !

※感染症法に指定された感染症傷病者の対応は、感染症法の分類ごとに定められた方法で搬送や消毒する。

B　結核の対応

近年結核患者数は増加傾向にあり、2011年の報告では結核罹患率は人口10万人あたり17.7人とアメリカの4.3倍、カナダの3.8倍、フランスの1.9倍と先進国では非常に高い。また、薬の不規則な内服などで治療が困難な多剤耐性菌となるケースも多くある。

結核は空気感染のため、救急車搬送中は救急車内の結核菌数を減らすことが重要となる。

1．結核傷病者の搬送

① 傷病者にはサージカルマスクを装着してもらう。酸素投与時のフェイスマスクでもよい。
② 換気扇を回す、または窓を開けて救急車内の換気をよくする。
③ 救急隊員はN95マスクを装着する（同乗する関係者にも装着してもらう）。
④ 資器材については適切な方法で洗浄と消毒を実施する。

2．結核傷病者搬送後の対応

（1）傷病者の排菌情報を収集する。
　・傷病者の排菌情報は事前に確認すること。事前に確認できない場合は事後に確認すること。
　・ガフキー3号以上の傷病者に空気感染予防策をとらずに接触した場合は、ツベルクリン反応検査および4週間後の胸部レントゲン撮影、さらに専門医へ受診し必要に応じて予防内服を行う*。
　・ツベルクリン反応陰性の者であって、搬送後に陽転した場合には専門医を受診し必要に応じて予防内服を行う*。

（2）職員の健康管理を徹底する。
　・とくに2週間以上の長引く咳をしている職員は早期に受診する。
　・必要に応じ接触者検診（保健所で実施）を受診する（接触2カ月後）。

　*『感染症の患者の移送の手引き：肺結核を搬送した場合』より引用

注意！
※マスクを長時間使用すると湿気を含みフィルター性を損なうので、必要に応じ交換する。
※咳をしている傷病者には、サージカルマスク（酸素マスクでもよい）を着用してもらい咳嗽による菌の拡散を防ぐ。

Point！
※傷病者にサージカルマスク（酸素マスク）を装着してもらう。
※搬送時は換気扇を回し、窓を開けて救急車内の換気をよくする。
※救急隊員はN95マスクを装着する（同乗する関係者にも装着してもらう）。
※搬送後は傷病者の排菌情報を収集し対応する。

C　新型インフルエンザへの対応

　近年世界各地で発生した鳥インフルエンザが人に感染し、新型インフルエンザに変異したことから、感染の拡大を防止する様々な対応が国際的な連携のもと行われている。わが国においても関係省庁で、「新型インフルエンザ対策行動計画」や「新型インフルエンザ対策ガイドライン」が策定され対策が進められている。救急搬送においては、総務省消防庁「消防機関における新型インフルエンザ対策検討会」によりその対応について示されている。救急現場活動においては基本的には標準予防策に基づいた対応であるが以下に要点を示す。

1．感染防護具の着用
①感染防止衣（上着・ズボン、つなぎタイプでなくてもよい）
②手袋（感染防止衣の袖を手袋で覆う）
③N95マスク
④ゴーグル（顔面に密着するタイプ）
⑤帽子またはヘルメット

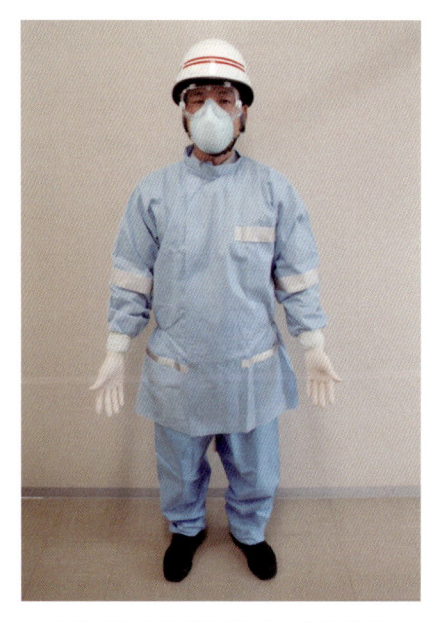

2．消毒方法
①80℃の熱水で10分間の浸漬
②0.05～0.5％次亜塩素酸ナトリウムで清拭または30分浸漬
③消毒用エタノールで清拭・浸漬

新型インフルエンザ対応の個人防護具

3．救急隊搬送
①傷病者へはサージカルマスク（酸素マスク）を着用してもらう。
②家族・関係者は同乗させない。
③搬送中は換気扇の使用や窓を開放し、換気を良好にする。
④周囲の環境汚染に留意し、手袋は汚染したらすぐに交換する。
⑤手袋交換時は手指消毒を行う。
⑥搬送先病院へ、新型インフルエンザ感染疑いであることを連絡する。
⑦搬送後に新型インフルエンザであると判明した場合には、速やかに保健所等へ連絡し、「積極的疫学調査ガイドライン*」に沿った対応を行う。

*厚生労働省より示された「新型インフルエンザ対応のガイドライン」より

4．資器材の取り扱いと救急車内の対応
①使用したマスクや手袋、感染防止衣等の防護具は汚染面を内側にして、他に触れないように注意しながら感染性廃棄物として処理する。
②運転席と傷病者収容部分をビニールなどで仕切る。仕切りができない場合は換気扇の使用や窓の開放により換気を良好にする。
③消毒を行う前に十分に換気する。

④ストレッチャーを外に出し、目に見える汚染や手が頻繁に触れた部分を次亜塩素酸ナトリウムまたは消毒用アルコールで清拭・消毒する。
⑤清拭・消毒は感染防護具を着用し行う。

5．119番受信時の対応

119番受信時には、新型インフルエンザ対策を念頭においた聴取が必要となる。複数の項目にチェックがついた場合、とくに渡航歴と症状のいずれの項目にもチェックがついた場合には、新型インフルエンザを疑い、感染防護具の対応を行う必要がある。

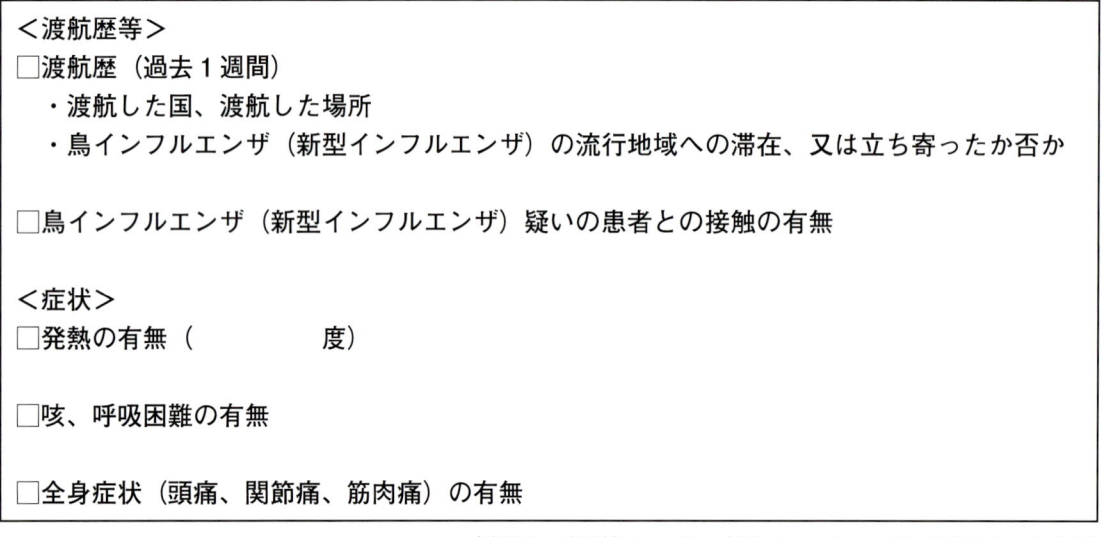

```
＜渡航歴等＞
□渡航歴（過去1週間）
　・渡航した国、渡航した場所
　・鳥インフルエンザ（新型インフルエンザ）の流行地域への滞在、又は立ち寄ったか否か

□鳥インフルエンザ（新型インフルエンザ）疑いの患者との接触の有無

＜症状＞
□発熱の有無（　　　　　度）

□咳、呼吸困難の有無

□全身症状（頭痛、関節痛、筋肉痛）の有無
```

（消防庁：消防機関における新型インフルエンザ対策検討会より引用）

Point!

※適切な個人防護具を装着する。
※傷病者へはサージカルマスク（酸素マスク）を着用してもらう。
※搬送時は換気扇を回し、窓を開けて救急車内の換気をよくする。
※家族・関係者は同乗させない。
※搬送後に新型インフルエンザであると判明した場合には、速やかに保健所等へ連絡し対応する。
※個人防護具は感染性廃棄物としてすぐに廃棄する。
※搬送後の資器材は適切な方法で清拭・消毒する。

Ⅵ CBRNE災害の個人防護具

A　CBRNE災害とは

　CBRNE災害は、化学物質（Chemical）、生物（Biological）、放射線（Radiological）、核物質（Nuclear）、爆発物質（Explosive）に伴う災害をいう。

　化学物質による災害は、工業用化学物質や農薬、サリンなどの化学兵器によるテロがある。

　生物による災害は、ウイルスや細菌による集団発生や天然痘・ペスト・炭疽菌などの生物兵器によるテロがある。

　放射線の災害は、放射線物質からの放射線による被曝がある。

　核物質による災害は、異常な核融合や核分裂などによる爆発や核兵器による被曝がある。

B　ゾーニングと各ゾーニングでの活動

　ゾーニング（zoning）は、CBRNE災害時に、汚染の程度による区域を分けることをいう。各区域によって、活動内容や装着する個人防護具が異なる。汚染状況の高い区域から、ホットゾーン（hot zone）、ウォームゾーン（warm zone）、コールドゾーン（cold zone）に分けられる。

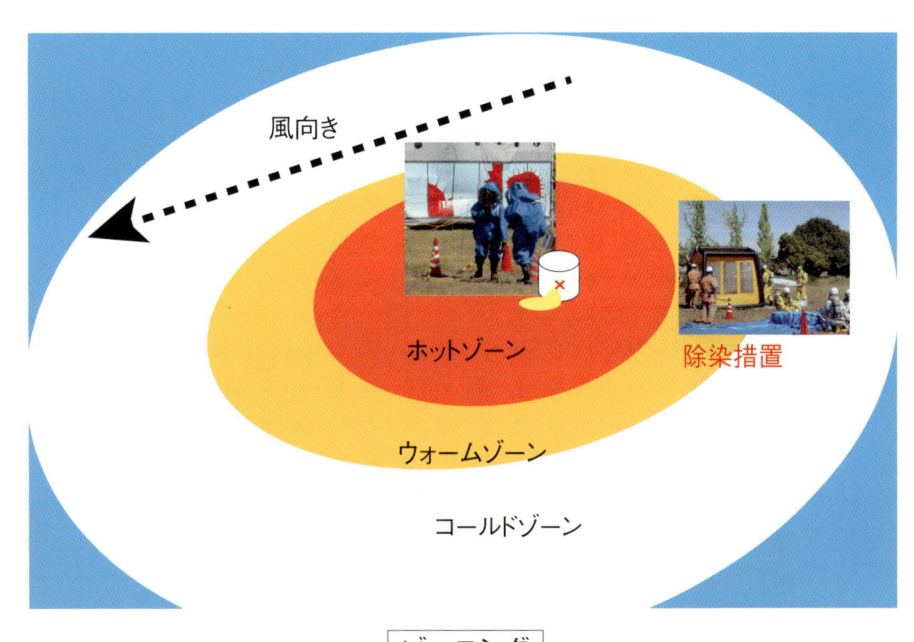

ゾーニング

1．ホットゾーンとホットゾーンでの活動

　災害現場の中心で、危険区域または汚染区域である。この区域では治療や救急処置は行われず、危険物質の採取や処理、傷病者の救助が行われる。また、この区域への進入にはレベルAの個人防護具の着用が必要で、消防や警察、自衛隊など特別な訓練を行った隊員が活動する。

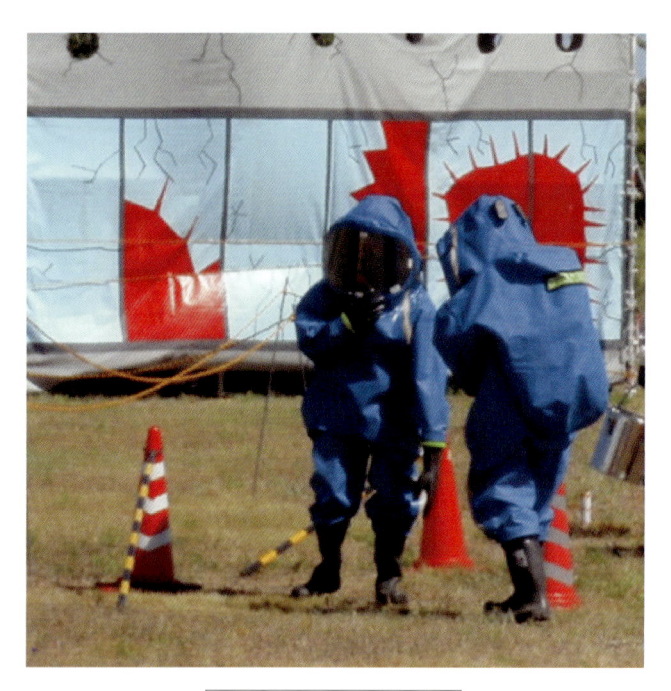

危険物の採取や処理

2．ウォームゾーンでの活動

　危険物質による直接的な危険はないが、準危険区域として活動が必要な区域で、通常ホットゾーンの風上に設定される。この区域では、除染とトリアージが行われる。この区域への進入はレベルB、状況によってレベルCの個人防護具の着用が必要である。

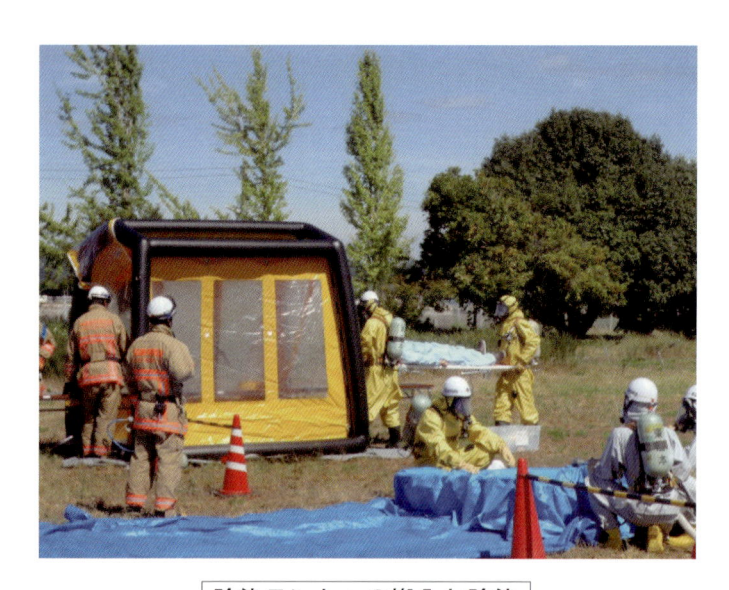

除染テントへの搬入と除染

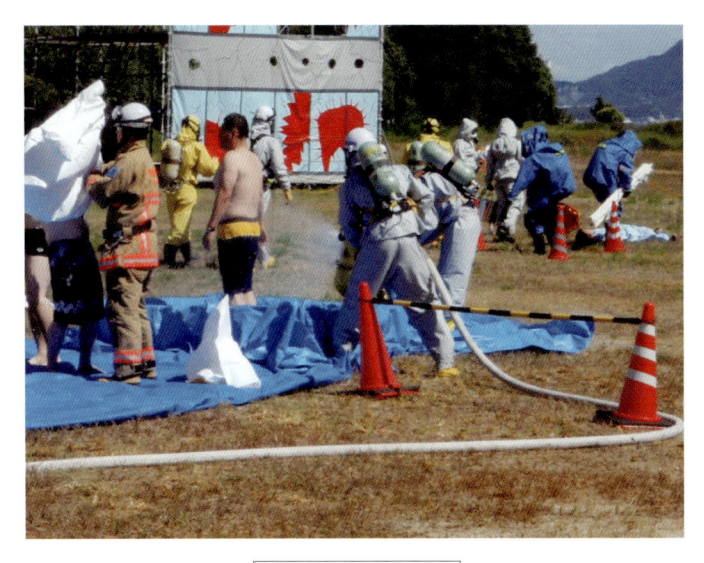

放水による除染

3．コールドゾーンでの活動

　危険物質やその汚染から隔離された区域で、ウォームゾーンの風上に設定される。ウォームゾーンとコールドゾーンの間には除染設備が設置されるため、コールドゾーンではレベルCまたはレベルDの個人防護具の着用が必要である。

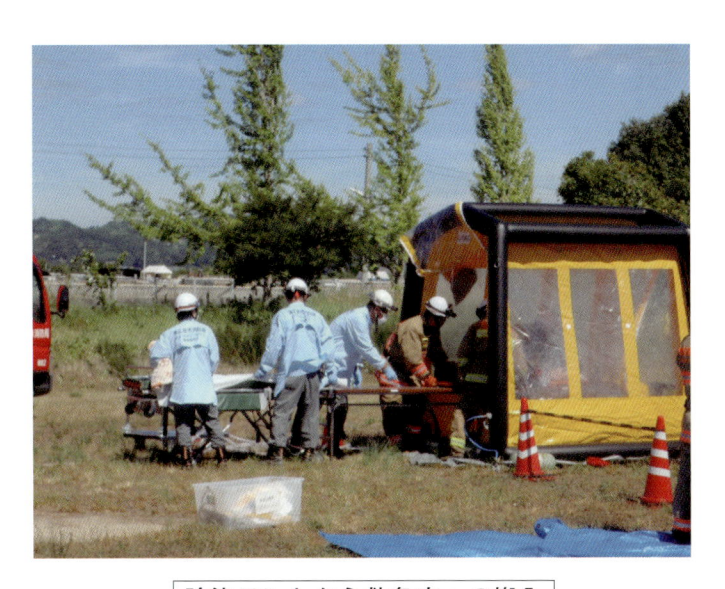

除染テントから救急車への搬入

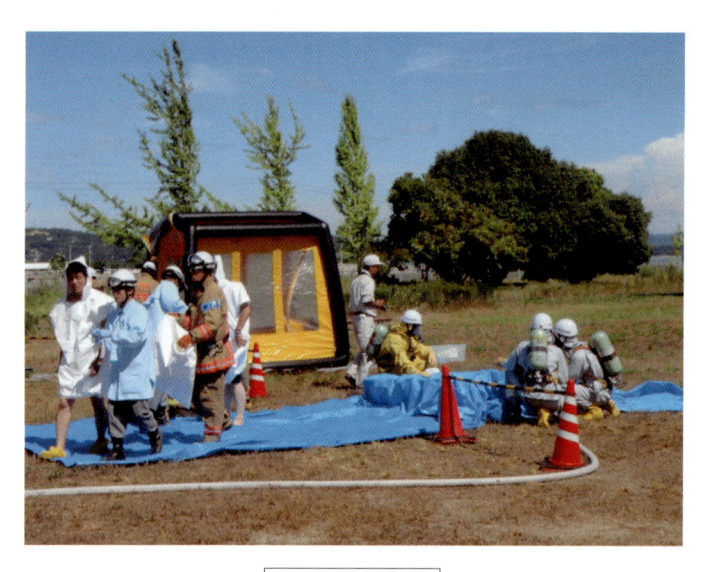

除染後の移送

C　CBRNE 災害の個人防護具

　CBRNE 災害の個人防護具は、活動する区域によってレベル A、レベル B、レベル C、レベル D に分けられている。

1．レベル A
　ホットゾーンで着用される防護服。有害物質が不明でもっとも危険度が高い環境に対応しており、蒸気やガス、液体、細菌等のあらゆる形態の生物化学物質による汚染下で呼吸器、皮膚、眼、粘膜を最高のレベルで守ることができる。化学防護服内にマスク内が陽圧になるプレッシャーデマンド型空気呼吸器を着用し活動する。重装備となるため、細かな活動は困難で、空気ボンベに充填された空気を使用するため、活動時間は空気ボンベの容量により約20分から30分と限定される。

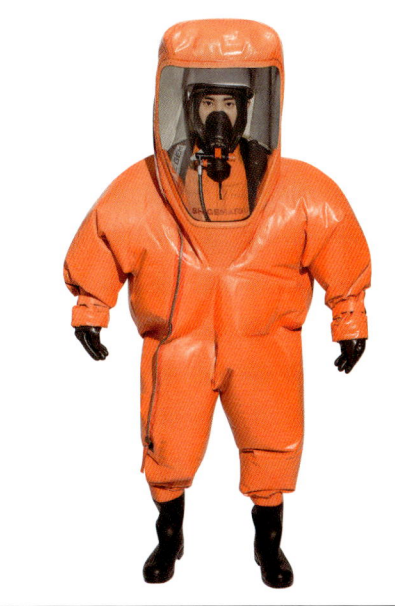

ホットゾーンで着用される防護服の例

〔写真提供：(株)重松製作所〕

2．レベルB

　ウォームゾーンで着用される防護服。呼吸器防護ではレベルAと同等であるが、皮膚に関しては一段低いレベルになっており、フード付きのつなぎタイプのものとツーピースタイプのものがある。呼吸装置として空気呼吸器を装着するタイプや圧縮空気をホースで送気するエアラインマスクタイプがある。空気ボンベを替えることができるため、長時間の作業に対応できる。

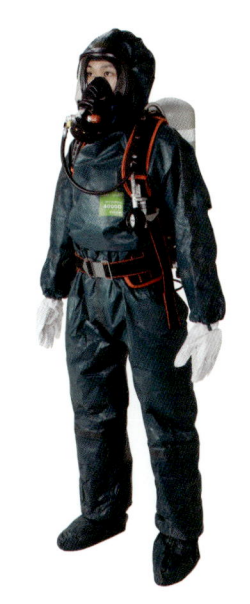

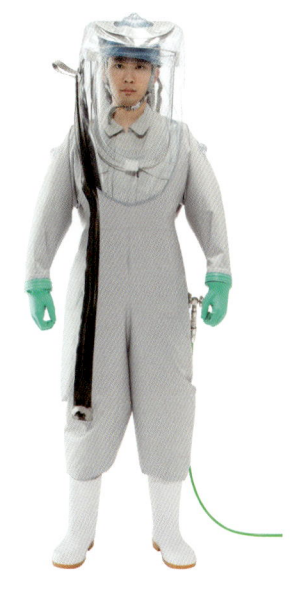

空気呼吸器装着タイプ　　　　エアラインマスクタイプ

ウォームゾーンで着用される防護服の例

〔写真提供：(株)重松製作所〕

3．レベルC

　コールドゾーンや状況によってはウォームゾーンで着用される防護服。有害物質の性状、濃度等が確認されている区域や除染の際に着用される。マスクは毒物の種類に適したフィルターまたは吸収缶付が使用される。

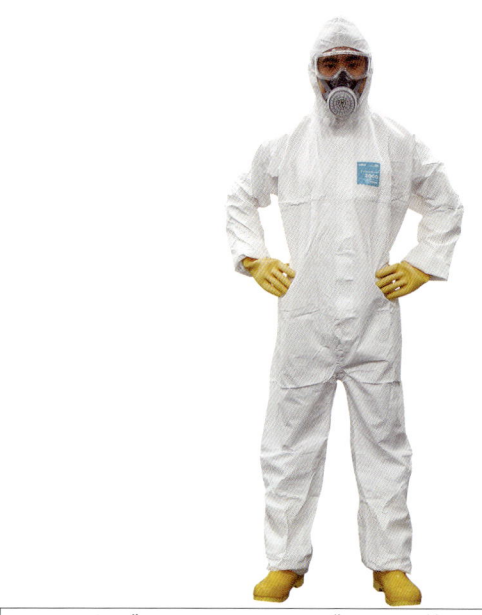

コールドゾーンやウォームゾーンで着用される防護服の例

〔写真提供：(株)重松製作所〕

4．レベルD

　状況によってコールドゾーンでも着用される防護服。普通の作業服または感染防止用の個人防護具が使用される。

Ⅶ その他の個人防護具

　救急現場活動では、感染防止以外に交通事故や労働災害事故などの活動中に、身体への負傷等を防止するために個人防護具の装着が必要となる。

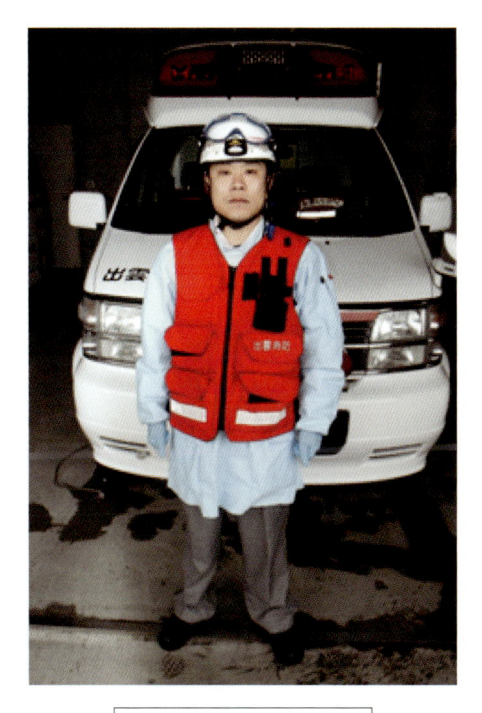

個人防護具装着の例

1．ヘルメット
　交通事故現場や労働災害事故現場など、破損物の飛散や落下から頭部を保護する。ポリカーボネートやＡＢＳ樹脂製、ＦＲＰ製がある。

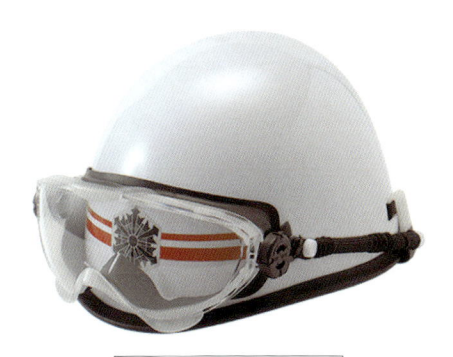

救急用ヘルメット
〔写真提供：(株)シグナルOS〕

2．ゴーグル

　交通事故現場や労働災害事故現場など、破損物や粉塵の飛散から眼を保護する。頑強で顔面に密着するタイプで曇りにくい。ヘルメットに装着するタイプが多い。

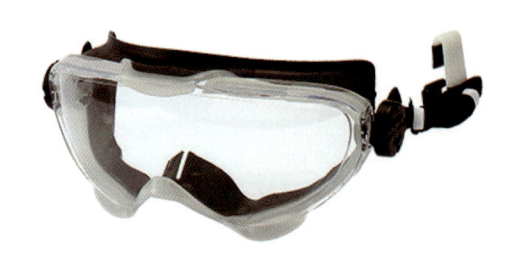

ゴーグル
〔写真提供：(株)シグナルOS〕

3．反射ベスト

　反射材が取り付けられたベストで、夜間の交通事故等の救急現場活動で着用する。反射材の他にＬＥＤが取り付けられたタイプもある。

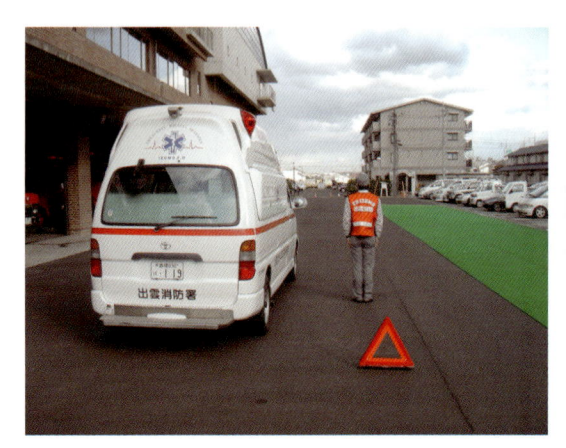

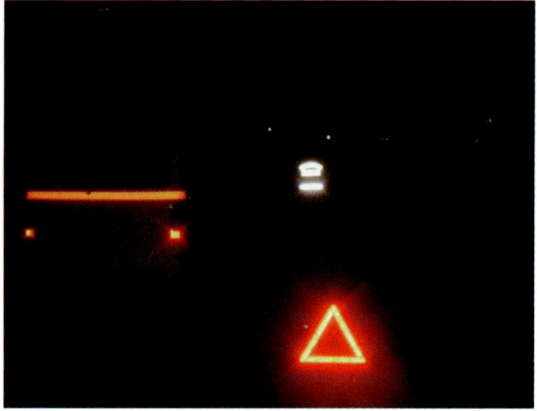

夜間は反射材がライトに反射し救急隊員の位置が確認できる
反射ベスト着用の効果

4．防刃ベスト

　刃物による攻撃から身を守るための防護具で、ケブラー繊維や金属板を縫い合わせて作られ、防刃チョッキともいう。

　刃物への防護能力はあるが、防弾チョッキとは異なり銃弾からの攻撃を防ぐことはできない。金属板が入っているタイプは硬いため長時間の着用が困難である。また、肩や側腹部は防護できない。

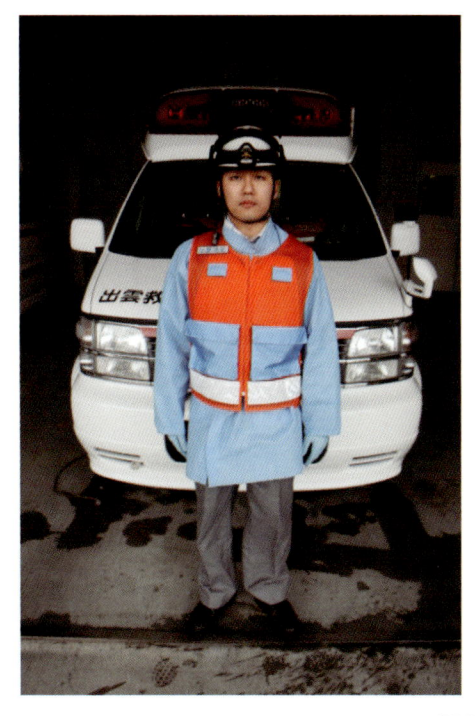

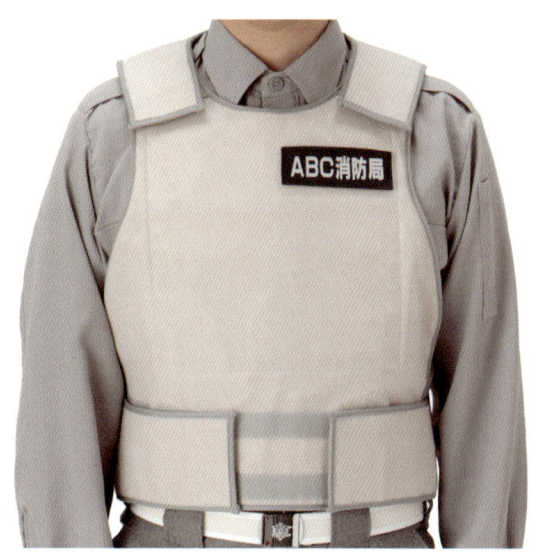

防刃ベスト

〔耐刃防護ベスト／ミドリ安全(株)〕

5．皮手袋・ケブラー手袋

交通事故現場や労働災害事故現場などの救急救助現場で使用する。革製、合成皮革製やケブラー繊維製がある。手掌面に滑り止め加工されているものもあり、ケブラー繊維製は耐切創性・耐熱性に優れている。

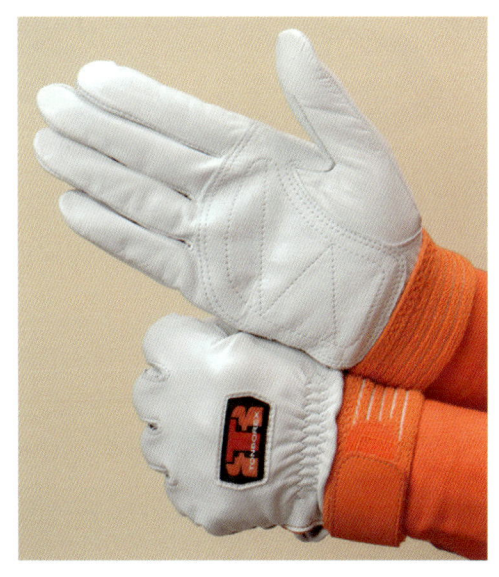

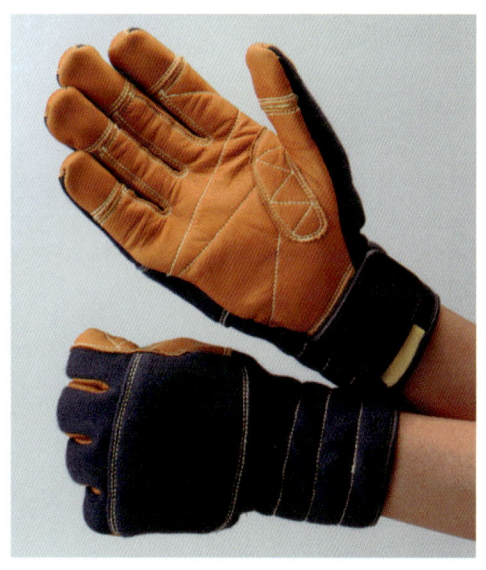

牛革製手袋　　　　　　ケブラー繊維製防火手袋

〔写真提供：(株)シグナルOS〕

6．安全靴

　重量物の落下や鋭利な物の踏み抜き防止に、足先や靴底に合成樹脂や鋼板が入った靴で、靴底が耐油性のある素材でできているものもある。

　足首まで保護できる編み上げ靴もある。

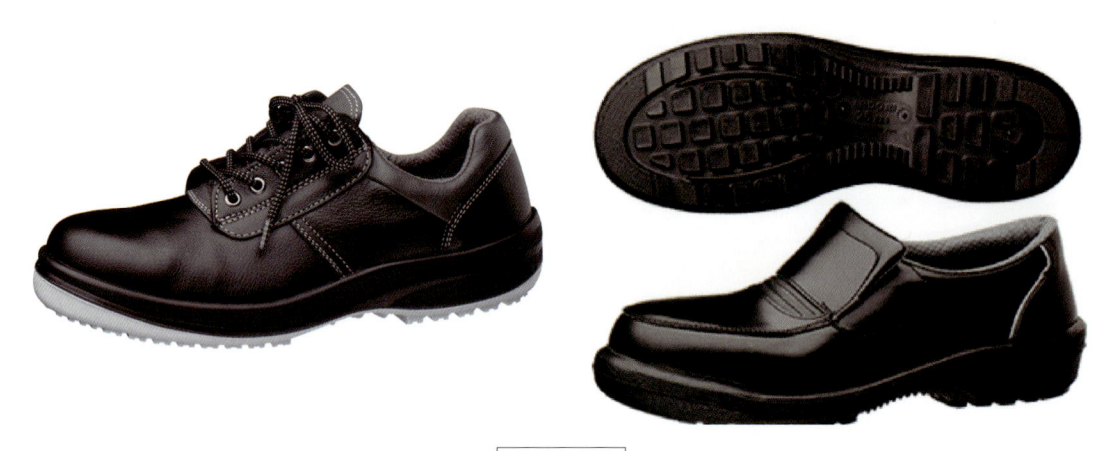

安全短靴

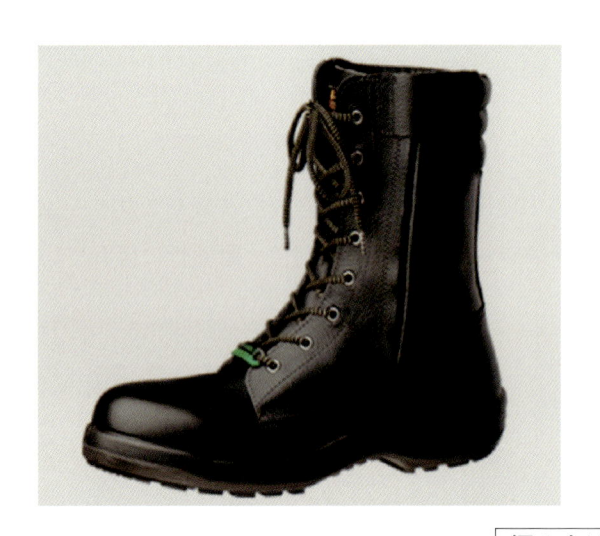

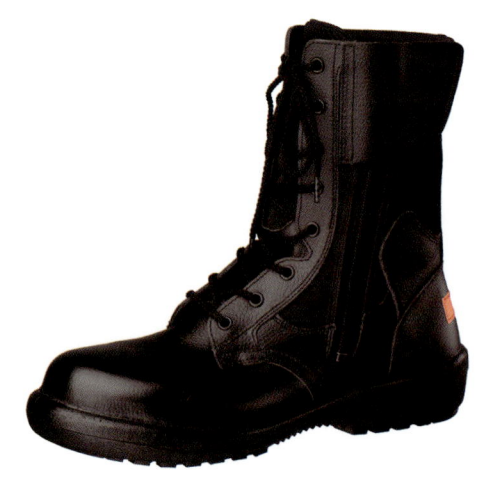

編み上げ靴

〔写真提供：ミドリ安全(株)〕

おわりに

　医療現場の中で救急現場は、感染防止対策が実施しにくい環境であり、本来ならば救急隊員は職業感染に対する意識が病院内の医療スタッフと同等、もしくはそれ以上でなければならい。

　感染事故は罹患した場合、長期検査や治療が必要となり、罹患した本人はもとより、家族や消防組織にとっても精神的な苦痛を強いられる。

　一方、例えば常にゴーグルやマスクを装着するなどの過剰な対応は、傷病者やその関係者にとって必要以上の不安を感じることもあるため、感染防止対策の正しい知識に基づいた適切な対応が必要とされる。

　また、近年では複雑な社会情勢から、予期せぬ事故や事件が起きており、救急活動でのCBRNE災害への正しい知識と対応も以前にも増して必要とされている。

　本書記載の内容が救急現場活動に活かされ、救急隊員の感染防止や負傷などの防止の一助となり、救急現場活動が円滑に遂行されることを切に願うものである。

著者略歴

1963年　島根県生まれ
1985年　出雲市外4町広域消防組合消防本部（現出雲市消防本部）採用
1993年　救急救命士資格取得
2005年　島根県消防学校教官
2006年　国士舘大学体育学部スポーツ医科学科講師
2009年　京都橘大学現代ビジネス学部現代マネジメント学科救急救命コース准教授
2013年より現職　博士（学術）

日本臨床救急医学会評議員
日本集団災害医学会評議員
救急救命士試験委員　など

| JCOPY | 〈(社)出版者著作権管理機構 委託出版物〉 |

本書の無断複写は著作権法上での例外を除き禁じられています．
複写される場合は，そのつど事前に，下記の許諾を得てください．
(社)出版者著作権管理機構
TEL. 03-3513-6969　FAX. 03-3513-6979　e-mail：info@jcopy.or.jp

救急現場活動シリーズ・2
感染防止対策と個人防護

定価(本体価格2,000円＋税)

2014年9月10日　第1版第1刷発行

著　者　　安田　康晴
発行者　　長谷川恒夫
発行所　　株式会社　へるす出版
　　　　　〒164-0001　東京都中野区中野2-2-3
　　　　　電話　(03) 3384-8035(販売)　　(03) 3384-8177(編集)
　　　　　振替　00180-7-175971
印刷所　　広研印刷株式会社

©2014 Printed in Japan　　　　　　　　　　　　　　〈検印省略〉
乱丁，落丁の際はお取り替えいたします．
ISBN978-4-89269-843-9

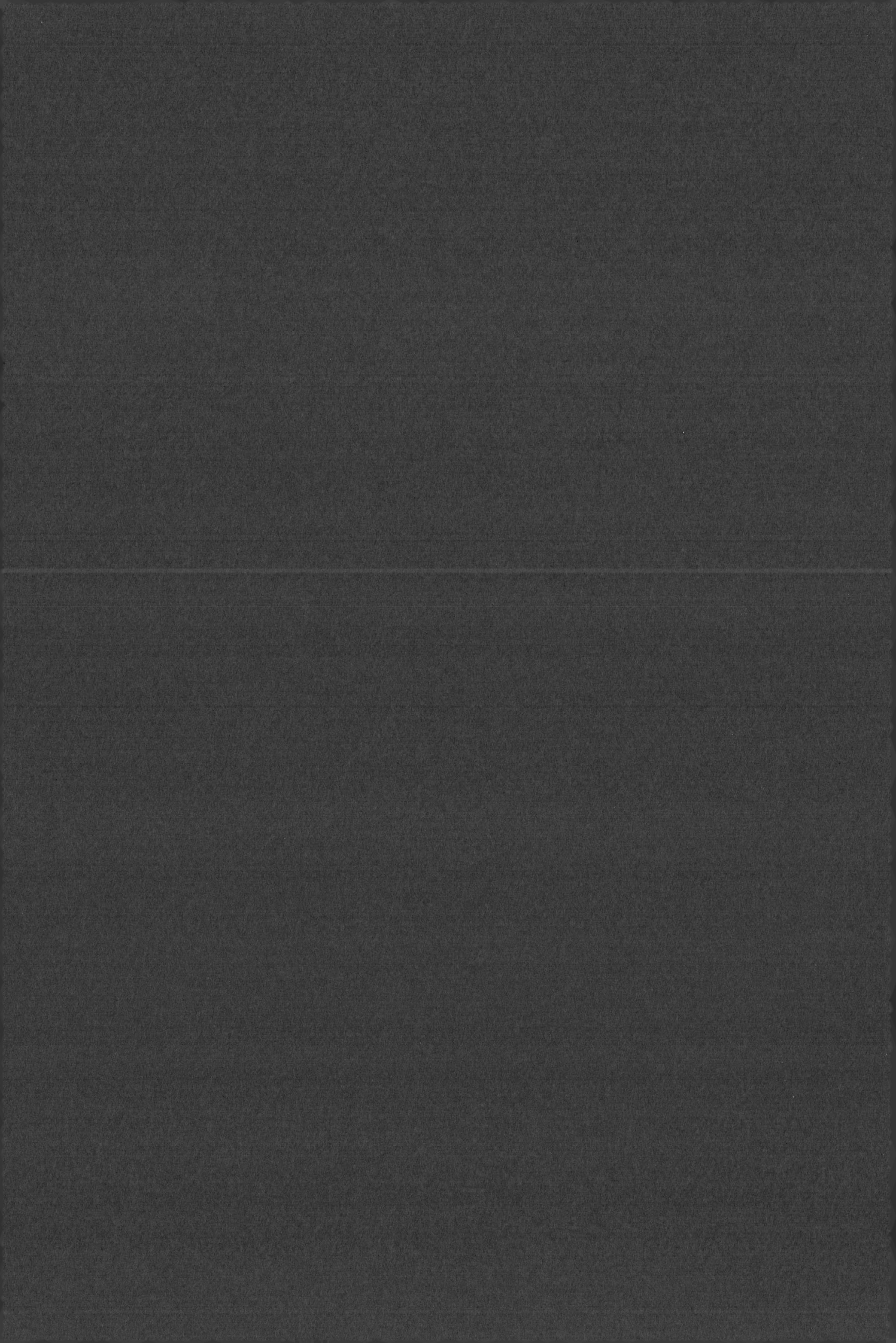